本気で生活習慣病を改善するための

行動変容アプローチ

病気を診ずして病人を診よ

東京慈恵会医科大学 教授
慈恵医大晴海トリトンクリニック 所長
腎臓高血圧内科行動変容外来診療 医長

横山 啓太郎 編

クリニコ出版

編者・執筆者一覧

■編　者

横山啓太郎　東京慈恵会医科大学 教授
慈恵医大晴海トリトンクリニック 所長
腎臓高血圧内科行動変容外来診療 医長

■執筆者（執筆順）

横山啓太郎　東京慈恵会医科大学 教授
慈恵医大晴海トリトンクリニック 所長
腎臓高血圧内科行動変容外来診療 医長

浦島　充佳　東京慈恵会医科大学医学部分子疫学研究部 教授

菊地　俊暁　認知行動療法研修開発センター 理事

齋藤　順一　早稲田大学大学院人間科学研究科博士後期課程

熊野　宏昭　早稲田大学人間科学学術院 教授

山本　和美　西京都病院心療内科，関西医科大学心療内科学講座，MBSR 研究会

岡　美智代　群馬大学大学院保健学研究科 教授

塚本　明美　群馬大学医学部附属病院看護部

要　伸也　杏林大学医学部腎臓・リウマチ膠原病内科 教授

CONTENTS

編者・執筆者一覧

Chapter 0

序　　　　　　　　　　　　　　　　　　　　　　　　横山 啓太郎

1. 医療の固定化を打破──薬に頼らない医療 ……………………………… 8
2. 健康と疾病の連続性──生活習慣病の特徴 ……………………………… 8
3. 肥満，高血圧，糖尿病，高脂血症は老化のサイン ……………………… 9
4. 医療システムの変動 …………………………………………………………… 9
5. 投薬から生活習慣の改善 ……………………………………………………… 10
6. 他国での取組み──ハーバード大学病院での取組みと症例の紹介 …… 10
7. 生活習慣病の動的・連続的測定法の必要性 ……………………………… 11

Chapter 1

患者の質的な変容に対応できていない医療システム　　横山 啓太郎

1. 医療の問題点 …………………………………………………………………… 12
2. 患者教育と医療者のスタンス ………………………………………………… 14

Chapter 2

未来型の外来診療──手術や投薬だけが医療ではない　　浦島 充佳

1. ある患者の診療例 ……………………………………………………………… 16
2. 生活処方箋という考え方 ……………………………………………………… 17
3. 本人のやる気を評価 …………………………………………………………… 18
4. 行動変容を促進する7つの診療スタイル …………………………………… 19
5. 行動活性化療法 ………………………………………………………………… 22

Chapter 3

生活習慣改善がうまくいかない方へのアプローチ ——7つの習慣を参考に

横山 啓太郎

1　7つの習慣とは …………………………………………………………… 26

2　第一の習慣：主体性を発揮する ………………………………………… 29

3　第二の習慣：終わりを思い描くことから始める ……………………… 30

4　第三の習慣：重要事項を優先する——病気と健康のとらえ方 ……… 35

5　第四の習慣：ウィンウィンを考えてみよう ………………………… 35

6　第五の習慣：理解してから理解される——医療者側の姿勢 ………… 37

7　第六の習慣：相違点を重視して，相乗効果を発揮する …………… 37

8　第七の習慣：刀を砥ぐ——4つの側面の進化 ……………………… 38

Chapter 4

生活習慣改善の実際

横山 啓太郎

1　医療者の心構え ………………………………………………………… 39

2　生活習慣改善のためのテクニック …………………………………… 39

3　行動変容外来の実際 …………………………………………………… 43

4　患者の受容段階に合わせた診療 ……………………………………… 43

5　患者自身の生活習慣病のとらえ方 …………………………………… 45

6　診察のフィードバック ………………………………………………… 49

7　習慣が人格（人生）を変える——目的達成に必要な行動を促進する …… 49

8　脳と体を分けたうえで，どのように管理するか …………………… 52

Chapter 5

生活習慣病の認知行動療法

菊地 俊暁

1　はじめに ………………………………………………………………… 55

2　生活習慣病に対する認知行動療法の概要 …………………………… 57

3　認知行動療法の効果を維持するために ……………………………… 65

Chapter 6

生活習慣病に対するアクセプタンス & コミットメント・セラピー

齋藤 順一，熊野 宏昭

1 なぜ生活習慣の改善を維持できないのだろうか ……………………… 67

2 アクセプタンス & コミットメント・セラピー ……………………… 68

3 行動療法・認知行動療法と
アクセプタンス & コミットメント・セラピーの共通点と相違点 …… 73

4 生活習慣病領域における
アクセプタンス & コミットメント・セラピーの研究紹介 …………… 74

5 まとめ ……………………………………………………………………… 75

Chapter 7

生活習慣改善へのマインドフルネスの適用

山本 和美

1 生活習慣病（心身症）へのマインドフルネスの適用 ………………… 77

2 マインドフルネスの臨床への適用 ……………………………………… 77

3 マインドフルネスストレス低減法 ……………………………………… 78

4 マインドフルネスの効果の機序 ………………………………………… 79

5 不適応な食習慣へのマインドフルネスのアプローチ ………………… 84

6 まとめ ……………………………………………………………………… 86

Chapter 8

セルフマネジメントにおける看護ケア

岡 美智代，塚本 明美

1 はじめに …………………………………………………………………… 89

2 セルフマネジメントに影響する要因 …………………………………… 89

3 心理社会的要因に焦点をあてた
セルフマネジメント支援に関する看護のモデル ……………………… 90

4 「医療者の要素」のなかの「感情への支援」…………………………… 91

5 生きがいに焦点をあてた EASE 介入事例……………………………… 97

6 まとめ ……………………………………………………………………………101

Chapter 9

生活習慣病を動的，連続性にとらえる
──なぜ血糖変動と血圧変動か　　　　　　　　　　横山 啓太郎

1 健康診断を受けるだけでは改善しない生命予後 …………………………104

2 科学的根拠を求めるための「治験」 …………………………………………105

3 行動変容を加速するデジタル化，IOT化
　　──動的連続的指標を評価できるツールの登場………………………107

4 毛細血管密度と血液の低下による老化…………………………………………113

Chapter 10

腎臓病療養指導士制度　　　　　　　　　　　　　　　　要 伸也

1 腎臓病療養指導士制度とは …………………………………………………118

2 腎臓病療養指導士制度に期待すること…………………………………………118

索引 …………………………………………………………………………………120

Chapter 0 序

　1997年ごろから，多くの成人病に対して「加齢すれば必ず罹患しやすくなるわけではなく，生活習慣の改善によって予防しうる疾患である」という認識を人々の間に醸成することを目的に，また英語の"lifestyle related disease"をはじめ，海外における呼称も参考にしたうえで，「成人病」という名称を「生活習慣病」へと置き換える動きが起こり始めた．しかし，その認識の拡がりは十分とはいえず，生活習慣病は医療費の約30%，死亡者数の約60%を占めている．

　高齢化など，医療を取り巻く環境が激変するなかで，包括的な生活習慣病の管理は喫緊の課題であり，多業種の参入を含めたスキームを作り上げなくてはならない．

1　医療の固定化を打破──薬に頼らない医療

　行政は「生活習慣を改善するための方策」として，運動や栄養の啓発を行っている．しかし患者はそれに目を向けず，外来診療で薬物療法に頼っているのが現状である．診療所では3分診療が実施され，患者満足度も低い．そして加齢とともに，高血圧，耐糖能異常，高脂血症，肥満などに対する服用薬剤が増加していく弊害を招いている．喫煙や過食に対する指導も行われているが，十分な効果を発揮しているとは言い難い．診療所の医師は保険診療の傘の下で概ね同じ薬を処方し，患者は喫煙や過食の危険性を知識としてのみ，持ち続けるといったところが現状である．患者が本当に望んでいることは何か．その1つが薬に頼らない医療である．そのためには，医療の固定化を打破することが求められている．

2　健康と疾病の連続性──生活習慣病の特徴

　加齢に伴い，肥満，高血圧，糖尿病，高脂血症など生活習慣に関連する疾患

の合併頻度は増加していく。感染症やがんと異なり，生活習慣病においては健康と疾病の境界が不明瞭であるが，反対にこれは，生活習慣の改善によって，疾患罹患の回避および投薬中止の可能性があることを示唆している。その可能性を医療者も患者も感じながら，方策をみつけられないのが現状である。

3 肥満，高血圧，糖尿病，高脂血症は老化のサイン

　肥満，高血圧，糖尿病，高脂血症の異常値を有する頻度は，加齢によって増加する。これらを評価する検査値は「死亡と関連したサロゲートマーカー」といわれ，数値が高いと死亡率が増加するため，呼応するように体重，血圧，血糖値，高脂血症の管理のための薬物療法が施される。しかし，「体重，血圧，血糖値，高脂血症」は「死亡と関連したサロゲートマーカー」の一部にすぎず，年齢によって生じる体の変化はこれ以外にも無数にある。実際に，コレステロールや血糖値（HbA1c）を薬物療法で改善しても，生命予後改善，合併症頻度の軽減に対する寄与度はほとんどないといってよい。近ごろでは，体重，血圧，血糖値，高脂血症よりは，握力のほうが「死亡と関連したサロゲートマーカー」としても有力であるとの報告がある[1]。つまり，今日の医療のように「死亡と関連したサロゲートマーカー」だけを改善することの医学的妥当性は，低いのである。

4 医療システムの変動

　かつて聖域なき構造改革をかかげた小泉内閣は，病床数増加を抑制し，在宅医療の充実を眼目に遂行した。これは，入院期間の短縮につながり在宅医療の充実と結びついたが，医療費の軽減には結びつかなかった。その一方で，この改革では2つのことをもたらした。1つは，診療所レベルでも，基幹病院と同様の医療が提供できる器機の開発が行われるようになったこと，もう1つは，われわれが基幹病院を終の棲家に選べなくなった今日，日常診療が，行政による予防医学，あるいは一般診療所にシフトする可能性を示したことである。

5 投薬から生活習慣の改善

　このような背景のなか，われわれはどのような医療を提供していくべきだろうか？　行政は，包括的に国民の生活習慣の改善に努めるべきである。現在，行政の取組みは，運動は運動，食事は食事，認知症は認知症という個別の症状の改善に向けたものとなっている。しかし，「運動，食事，睡眠，認知」は生活習慣の根幹であり，包括的な取組みが必要である。国民が高い健康意識をもつことも重要である。

　診療は，肥満，高血圧，糖尿病，高脂血症の異常値を，リスクと結びつけるのではなく，生活習慣改善に向けた具体的な方策を提示するべきである。喫煙は死亡リスクを 1.92 倍，糖尿病は 1.64 倍，高血圧は 1.55 倍，メタボリックシンドロームは 1.36 倍，高コレステロール血症は 1.10 倍にすると説明しても，具体的方策がなければ，患者は行動変容を起こさないことを理解しなければならない。

　しかし，十分な時間をとって患者に行動変容を起こし，投薬量を減少させる医療は，現在の保険診療にはそぐわない。混合診療へのシフトも考慮に入れる必要がある。

6 他国での取組み ——ハーバード大学病院での取組みと症例の紹介

　患者の生活習慣改善に向けて，他国ではどのような取組みが実践されているのだろうか。

　米国では，「生活習慣をいかに改善させるか？」について，新しい医療的アプローチが行われている。ハーバード大学のホームページからも lifestyle medicine の取組みの具体的手法をみることができる[2]。ここで 1 つ具体例を挙げる。体重 100 kg の患者がいる。この患者は夜になるとポテトチップスを食べてしまう。どうしてこの患者は，寝る前にポテトチップスを食べてしまうのだろうか。わが国の外来診療では，肥満のリスクを説明するだけであり，「なぜ，夜にポテトチップスを食べてしまうのか？」という，患者の行動原理を疑問視

しない。ポテトチップスが好きだから食べるのだろうが，どうして「夜」に食べてしまうのだろうか？　こうした患者の心理的背景を理解しなければ，患者の行動変容は起こらない。今日では，マインドフルネス*などわれわれが古くから重視していた価値観が注目されている。実際に，マインドフルネスの実践により作業効率を上げている企業もある[3～5]。さらに教育の現場では，生徒の背景を十分理解し，さまざまな方策の具体的な提供へとつながっている。

　医療の固定化の打破が重要であることを再度強調したい。

*マインドフルネス（mindfulness）は，今，起こっている内面的な経験および外的な経験に意図的に意識を向け，評価をせずに，とらわれのない状態で，ただみる心理的なプロセスである。宗教的な要素はないが，座禅の瞑想などと通じる部分がある。

7　生活習慣病の動的・連続的測定法の必要性

　現在の医療は，薬物医療の開発によって作り上げられている。薬物医療は① 動物実験によって薬効を評価，② 早朝空腹・安静時など均一な条件でバラツキのない臨床治験，③ 薬物発売後の早朝空腹，安静時など均一な条件での生命予後などのEBM（evidence based medicine）研究とガイドラインの作成，といった順番でマニュアル化される。しかし，早朝空腹，安静時など均一な条件（定点評価）は薬剤の効果のバラツキを小さくするためで，日々活動している方々の身体の評価としては適当ではない。動的な身体を静止した状態で評価する現在の診療は適切ではなく，動的・連続的測定法を提供することも，生活習慣病に立ち向かううえで大切な要素の1つであることを提案したい。

（横山 啓太郎）

文献

1) Leong DP, Teo KK, Rangarajan S, ; Prospective Urban Rural Epidemiology (PURE) study invstigators, et al : Prognostic value of grip strength : findings from the Prospective Urban Rural Epidemiology (PURE) study. Lancet **386** : 266-273, 2015
2) Polak R, Pojednic RM, Phillips EM : Lifestyle medicine education. Am J Lifestyle Med **9** : 361-367, 2015
3) Baer RA : Mindfulness training as a clinical intervention : A conceptual and empirical review. Clin Psychol Sci Prac **10** : 125-143, 2003
4) Kabat-Zinn J : Full catastrophe living (revised edition) : Using the wisdom of your body and mind to face stress, pain, and illness. 720p, Bantam, New York, 2013
5) Creswell JD : Mindfulness interventions. Annu Rev Psychol **68** : 491-516, 2017

Chapter 1 患者の質的な変容に対応できていない医療システム

今日の医療の問題点として，現状の生活習慣病に対する医療は対処療法にしかなっておらず，このままのスタイルの医療を続けていくと患者数は増え続けることが懸念される。この問題に対しては，これまでとは異なる考え方で医療の実践が不可欠である。

1 医療の問題点

まず皆さんに問いたい。

質問1　健康はあなたにとって，どのようなものですか？

質問2　本当に健康でありたいと思いますか？

質問3　健康をどのように確認すればよいでしょうか？

われわれは，健康を維持していくことを学んでいない。そうしたなかで，生活習慣病管理には以下に挙げるような問題点があり，その結果，薄利多売の診療が発生している。これにより医療費は高騰し，わが国の医療体制は崩壊に向かっていく（**図1**）。

生活習慣病は感染症と異なり，「治ってしまえばそれで終わり」という疾患ではない。健康と病気が連続しているので，その境界線は明瞭ではない。病気と聞くと医療者は，それを患者の身体から取り除こうとする。しかし，生活習慣病は体の一部であり，完全に取り除くことはできない。それを抱えて生きていく必要がある。体の一部ということは生活の一部であり，患者には生活習慣を変えることが求められる。しかし医療者は，「生活をどのように変えていけばよいか？」という命題に答えることなく，リスクの指標のみを評価し，薬を用いて急性疾患が起こらないようにコントロールするスタンスをとる。さらに，生活習慣病は多因子疾患であり，「高血圧と高血糖，高脂血症のどれがいちばん悪いのか？」という疑問に明確に答えられる医療者は少ない。患者に，高血圧

Chapter 1 患者の質的な変容に対応できていない医療システム

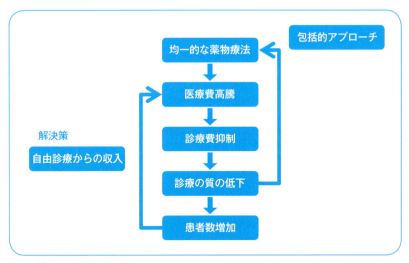

図1　現在の医療の悪循環
　リスク回避のためガイドラインを作成し、均一化を求める現在の医療。しかし高齢化社会のなか、複数の疾病を有する老人の割合が増え、医療費は高騰している。医療費が高騰すると、診療報酬が引き下げられ、薄利多売と思われる薬物療法が蔓延し、診療の質が低下する。その結果、診療のマニュアル化を引き起こし、悪循環が形成される。しかも患者数は増え、医療費の増加は収まらない。
（筆者作成）

のリスク、高血糖のリスクを個別に説明し、それぞれに対して限定的な効果しかない薬を処方するだけである。しかし、患者は薬を飲むことで安心してしまい、行動変容は起こらないのである。また、患者の生活を長期的に観察するのではなく、診察室での一瞬の状態を評価する定点診断であることも、治療に限界がある原因の1つであろう（表1）。

表1　現在の医療の問題点

①	健康と疾病の境界はなく連続している
②	生活習慣病は多因子疾患であり、1つの症状を抑える薬剤（たとえば降圧剤）の効果は限定的
③	患者は薬を飲むことで安心してしまう
④	したがって、患者の行動変容は起きない
⑤	定点診断であることも治療の限界に関連する
⑥	確実に行動変容を起こすアプローチが必要

（筆者作成）

患者が確実に行動変容を起こせるようなアプローチが，今，必要となってきている。

2 患者教育と医療者のスタンス

患者教育というが，リスクを述べても禁煙や減量は達成されない。子どもに「英語ができないとよい大学にいけない」といくらいっても，勉強するようにならないのと同じである。そのため医療者は，doctor から teacher へ，そして coacher へとスタンスを変えていく必要がある。すなわち，リスクの通知をするだけではなく，診断・知識・方策を患者に与える必要がある。

Coach の語源は馬車である。「知らないうちに目的地まで乗客を送り届ける」のが馬車である。Coach は叱咤激励することもあるが，主たる仕事は乗客を負担なく目的地に運ぶことである。コーチングとは，新しい気づきをもたらし，視点や選択肢を増やし，目的達成に必要な行動を促すことである（図2，表2）。

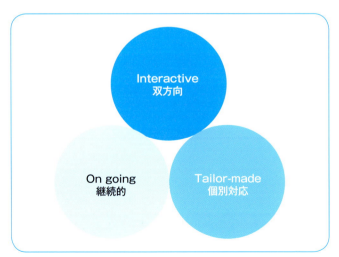

図2　コーチングの3原則
　コーチングの3原則は，双方向であること，個別的であること，そして継続的であることである。

（筆者作成）

Chapter 1 患者の質的な変容に対応できていない医療システム

表2　コーチングの定義

①	新しい気づきをもたらす
②	視点を増やす
③	選択肢を増やす
④	目的達成に必要な行動を促進する

（筆者作成）

　ここで患者教育について考えてみてほしい。これは学生教育よりもはるかに遅れており，そもそも患者が自らとれる方策を提示するという枠組みができていない。これが大きな問題である。

　患者自身が選ぶことのできる選択肢を増やし，目標達成に必要な行動変容を促すコーチングこそ，まさにこれからの患者教育に必要ではないだろうか。また，子どもに「英語ができないとよい大学にいけない」と言い続けることに効果がないのは前述のとおりだが，塾には合格体験記があり，それを目標として学生が受験勉強を続けるように方向づけしている。これに対して生活習慣病患者の場合は，ロールモデルとなる身近な成功例の存在が不足しているのが現状である。このように，今日の医療のシステムは，急性疾患を生じないことを目的としたリスク指標に目を向けすぎていて，生活のなかの日常を作り出している要因には目を向けていない。その結果，患者の質的な変化に対応することができず，患者の行動変容を促すことも困難な現状にある。生活習慣病の改善のために，新たなアプローチ方法の確立が必要である。

（横山 啓太郎）

Chapter 2 未来型の外来診療 ——手術や投薬だけが医療ではない

1 ある患者の診療例

●患者の基本データ

20XX 年のある日，45 歳男性があなたの外来を受診した

主訴：気分が沈む（日々が楽しくない）

血圧：142/88 mmHg

BMI：30.5

腹囲：92 cm

HbA1c：5.9

空腹時血糖：106 mg/dL

LDL-C：129 mg/dL

HDL-C：36 mg/dL

家族歴：両親ともに2型糖尿病

※血糖に関しては，耐糖能異常。膝の痛みについては，膝蓋大腿部症候群と診断された。

　男性は金融関係の会社に勤務し，職場だけではなく自宅でも四六時中，パソコンの前に向かっている。しかし，仕事面で失敗するなど，気分が落ち込むきっかけは思いあたらないという。夜も熟睡できていないようで，昼間うとうとすることが多い。そのため，仕事の効率が落ち，倦怠感がある。妻から「寝ているとき，いびきがうるさく，ときどき息がとまる」と指摘されている。最近，物忘れが著しく，認知症も心配。

　年収は 1,500 万円程度で，同世代と比較しても恵まれているが，仕事自体は激務で，使う暇がない。仕事の関係で会食，飲酒の機会も多い。最近2〜3年

で 10 kg 以上体重が増えたという。

喫煙歴はない。2 カ月前，重いものを持ち上げた際，腰を痛めた。整形外科で MRI を撮り，椎間板ヘルニアと診断を受けた。手術を勧められたが，仕事が忙しく手術は受けなかった。コルセットをつけて生活しているが，徐々によくなってきているので，その後整形外科にはかかっていない。最近，階段の上り下りをする際，膝が痛む。

患　者　まず，体重を落とさなくてはならないことは，先生にいわれなくてもわかっています。でも，仕事のストレスを解消するのに今は食べることが唯一の楽しみです。カロリー制限をせずに体重を落とす方法はありませんか？　このように「ほとんど病気＝almost disease」の患者に対しては薬や手術ではなく，運動や食事などの改善をアドバイスする，すなわち生活の処方箋を出すほうが有効である。

2　生活処方箋という考え方[1]

処方箋というと薬である。これに対して，本章では食事や運動などの生活習慣を処方するという考え方，すなわち「生活処方箋」を提唱したい。

「生活処方箋」では，単に「もう少し体重を減らさないといけませんね」，「塩分を控えめにしてください」，「日常生活で運動を取り入れるように」といった曖昧な表現ではなく，患者と相談しながら，できる範囲でたとえば「1 日の食事総摂取カロリーを 500 kcal 減らす」や「1 日の食生活のなかから塩 3 g を減らす」，「週に 5 日以上，1 日 30 分散歩する」といった具体的な内容を処方箋に書いて指示する。患者の日常生活に合わせて，「毎日夕方に食べる牛丼を 1 つまみのナッツに替えてみてください」など，さらに踏み込んだ内容のほうが実践しやすいかもしれない。

生活処方箋の特徴は基本的に副作用がなく，日常的な生活費のなかで実施可能なためコストもかかりがたいという特徴がある。また，薬物治療と併用することもできる。しかし，体力を無視した運動はけがのもとであるし，ジムに入

会すれば費用も発生する。また，肉や有機野菜，果物を中心とする食材選びは
それなりに割高だ。しかしながら高額医療に比べれば微々たるものである。

3　本人のやる気を評価

　肥満を含む生活習慣病の原因は人それぞれだ。ということは生活習慣の処方
内容も千差万別ということになる。そのため患者自身が主治医となり，医師は
あくまでも，患者の希望（バリュー）を聞きながらアドバイスする立場にまわる
役割の転換が必要となる。この患者と会話をしていて，「カロリー制限をせず
に体重を落としたい」という強い希望をもっていることがわかった。生活処方
箋では，まず患者のやる気の度合いを知る必要がある。

Stage 0：Not Interest；減量に全く関心がない

Stage Ⅰ：I cannot；減量には興味があるが自分にはできないと確信し
　　　　　ている

Stage Ⅱ：I may not；減量には興味があるが，自分にできるか自信が
　　　　　ない

Stage Ⅲ：I will do, but maybe I cannot(ambivalence)；「やってみよう」,
　　　　　「いや自分にはできない」という相矛盾する気持ちがせめぎ
　　　　　あっている

Stage Ⅳ：I will do；早速始めようと考えている

Stage Ⅴ：I am doing；すでに減量を試みている

Stage Ⅵ：I am still doing；リバウンドすることなく減量を維持できて
　　　　　いる

　ここ数年で体重が急に増え，「身体が重くて膝が痛い」，「睡眠時無呼吸症
候群で昼間の眠気で仕事の効率が落ちる，倦怠感もある」など，患者は減量
の必要性は感じている。また耐糖能異常，高血圧，脂質異常症もあり，これ

Chapter 2 未来型の外来診療
――手術や投薬だけが医療ではない

らの病態の根底には肥満があることも知っている．その点，「まず，体重を落とさなくてはならないことは，先生にいわれなくてもわかっています」という発言からも明らかだ．しかし，「仕事のストレスを解消するのに今は食べることが唯一の楽しみなのです」という悲鳴にも近いストレスを抱えているのも現状だ．つまり，「やるべきだ」，でも「いや自分にはできない」という相矛盾する気持ちがせめぎあっている．正に Stage Ⅲ にある．

4 行動変容を促進する7つの診療スタイル

薬であればたいがい服薬してくれるが，生活処方箋の場合，そう簡単にはいかない．患者に行動変容を強いるわけだから，医師側も診療スタイルを工夫する必要がある．7つのポイントを指摘したい．

1) 共感をもち患者さんの話を傾聴

人工知能（artificial intelligence：AI）は医師に取って代わるだろうか？　情報検索やデータ分析においてはAIのほうが人間より優れているだろう．しかし，医師は患者の苦しみを自分のものとして共感することができる．この点，ヒポクラテスの紀元前から，科学的根拠に基づき，医療技術が進化した現代，そしてAIが医療の一部を担う将来も変わることはない．共感をもって患者の話を傾聴し，シャーロックホームズのように鋭い質問をし，丁寧に診察すると，その患者に合った解決法がみえてくる．話の行間に職場や家庭で問題を抱えていることに気づくことも少なくない．このような場合，かたどおりの処方をしても患者はよくならない．むしろ，生活処方箋のほうが有効であろう．

逆に，通常の診療で処方され，薬が効かないと感じた患者は次々と主治医を変え，挙句の果てに副作用で苦しんだり，検査漬けになったりするかもしれない．「何をやってもダメなら，患者の話を聴け」とは，現代医療にも通じる皮肉である．

2）患者さんの「好み」を把握

　「好きこそものの上手なれ」で，だれでも好きで行っていることは一生懸命になるし，それに関して勉強したり工夫するので，自然に上達するものだ。たとえば患者に運動を勧める場合，ダンスが好きであれば，これを促すべきだ。楽しみながら運動できるので長続きするからである。つまり，それぞれの患者特有の「好み」を素早く把握することによって，患者に合わせた生活習慣を処方することができる。逆に本人の「好み」に合わない生活処方箋を出しても実行されなかったり，中断されるだろう。

3）生活処方箋を自ら試すこと

　医師自身が薬を試すわけにはいかないが，生活処方箋であれば医師自ら試すことができる。30分のウオーキング，ジョギング，ストレッチ，コアの筋力強化，高蛋白低炭水化物食など。この体験の種類が多ければ多いほど，患者のあらゆるバリューや好みに合わせて，的確に新しい生活習慣の提案をすることができる。しかし，何といっても，生活処方箋に対する医師の自信の表れが，患者の行動変容に対してとても強い説得力をもつだろう。

4）患者自身が主治医と宣言

　通常の医療現場では，「患者は病気や薬の効能をよくわかっていない。医師はわかっている。だから指導するのだ」といったスタンスをとることが多い。

　一方で，生活処方箋の場合，どのような生活習慣に変えるのか，そのための行動やその頻度などを，患者自らが主治医となって決めてもらう。主導権を医師から患者に移譲してしまうのだ。行動は受動的ではなく能動的でないと変容しないからである。

　たとえば，以下のように宣言してしまうのもよいかもしれない。

　今日から○○さんご自身が主治医として，自分の体重をコントロールしなくてはダメですよ。私はあくまでアドバイザー役に徹します。○○さんは今どういう減量法を考えていますか？　そして，「自信のほどは何％くらいですか？

絶対無理を 0 ％，絶対できるを 100 ％としたときはどうでしょうか？」と問い，60 ％以上であることを確認する。60 ％未満であれば，生活処方箋を見直したほうがよいであろう。

ゴールは最初から高いところを目指すのではなく，最初のゴールは低めに設定する。むしろ「なぜ 80 ％ではなく，60 ％なんですか？」という問いが，患者が行動変容できない障壁を具体的に語ってくれる。

自信がついたところで次は少し高めのゴール，といった具合に徐々にゴール設定を上げていく。医師は山岳ガイドのように，本人の体力と道の険しさに配慮しつつ，道に迷ったら正しい方角をアドバイスする。そして山頂（ゴール）を目指してともに歩み，成功をともに祝う存在に徹する。

5) 患者を肯定し勇気づけること

「最近体重が増えてきたので，甘いものを控えたほうがよいのはわかっています。でも，これまで甘いものをがまんして体重が 2 ～ 3 kg 減ったとしても，いずれ誘惑に負けて，いつも失敗してリバウンドしてしまいます」というのはありがちなコメントである。

生活習慣を変えたほうがよいことは頭ではわかっているけど，行動変容に移せないということだ。このような状態で，「このままだと糖尿病になってしまいますよ。それなのに，何でこんな簡単なことができないのですか？」と叱咤しても事態は好転しない。医療者は「できない」，「数値が悪化している」といった「ネガティブ」なことを指摘しがちだが，そうではなく，「甘いものをがまんして体重を減らすことができた，しかも何度も成功している」と「ポジティブな面」に光をあてる。そして，どのような誘惑がリバウンドのきっかけであったかを分析すれば，次の戦略を立てることができる。患者を否定することなく，肯定し，勇気づけることで，患者のやる気を引き出すことができる。

6) ネガティブ思考からポジティブ思考に変換を促す

コップに水が半分入っていて，ネガティブ思考の方は「半分しかない」と感

じるが，ポジティブ思考の方は「半分もある」と感じる。

　生活処方箋を出しても行動変容に至らない場合，ベースにネガティブ思考が潜んでいるかもしれない。これはうつ病の患者にも共通してみられる。たとえば，ダイエットに１回失敗しただけで，「永遠にうまくいかない」と思ってしまう。そして「私は負け組だ」とネガティブなレッテルを貼ってしまう。ネガティブ思考は練習によりポジティブ思考に変えることができる。

7）精神療法的要素の取入れ

　高血圧の原因は睡眠不足とドカ食いにあり，その上流には仕事上のストレスがあるとする。現代医療では，高血圧には降圧薬，不眠症には睡眠薬といった具合に対症療法的な治療が行われる。しかし，ストレスの原因を同定し，これを解決できれば，薬を飲まなくてもすべてが快方に向かうであろう。

　ところが，ストレス源が不明確であったり，避けようのないストレスもあるだろう。そのような場合，精神療法的要素を取り入れるとよいかもしれない。認知行動療法や，動機づけ面接（motivational interviewing），マインドフルネスなどは外来診療で使える場面が多々ある。また，ポジティブ心理学，ストレス・マネジメントなどの心理療法，問題解決療法なども有効だろう。

　以下に，行動活性化療法（behavioral activation：BA）を紹介する。

5　行動活性化療法

外来診療での会話

状　況　うつ症状で来院し，認知行動療法で症状が軽快してきたところ。

患　者　あれ以降，会社の理解を得ることができ，お給料は少し減ってしまいましたが，夕方早めに帰宅し，家族のために食事を作っています。不眠や頭痛は，おかげさまで薬を飲まずによくなりました。もうタバコも吸っていません。先生からの生活処方箋はたしかに効いてい

ると思いますし，気分も以前よりはよくなってきました。週末は子
どもたちと出かけるようにしているのですが，月曜の朝，なかなか
起きられず，3回ほど遅刻してしまいました。

医　者　遅刻してしまうときの状況をもう少し詳しく話してもらえますか？

患　者　だいたい朝6時半に目覚ましで起きるのですが，特に月曜の朝は気
分が重く，1時間くらいベッドから起き出すことができません。職
場には30分ほど遅刻してしまいました。そういうときは自己嫌悪
になってしまいます。職場のスタッフで遅刻をとがめる者はいませ
んが，私のいないところで「○○さん，最近遅刻が多いけど大丈夫
だろうか？」とウワサしているのではないかと，とても心配です。

医　者　○○さん，この1カ月で気分が少しでも晴れたことはありますか？

患　者　え，あまりないのですが。あっ，そういえば，先週末の日曜日，子
どもといっしょにファミリーランで1.5 km走りました。久しぶりに
走って疲れたのですが，とても心地よく，気分も浮上し，夜も熟睡。
翌朝は久しぶりにさわやかに目を覚ますことができました。

医　者　その後，まだ数日ですが，どうでしょう？

患　者　そういえば，朝も目が覚めてすぐに起きられるようになりましたし，
先週までは「遅刻が多いと，うわさされているのではないか」とい
う考えが頭から離れなかったのですが，ファミリーランで走るよう
になってからは，それもなくなりました。

医　者　○○さん，ランニングが効きましたね？

患　者　いわれてみれば，たしかに効いていると思います。

医　者　家の近くにランニングできる場所はありますか？

患　者　はい，わりと大きな公園があって，走っている方もけっこういます。

医　者　そこで走る時間を作れそうですか？

患　者　はい，土曜日は子どもたちが習いごとをしているので，その間なら
走れます。

医　者　それでは，生活処方箋（図1）を出しますね。

```
┌─────────────────────────────────────────┐
│                      住 所  カルテに同じ      │
│  ┌──────────┐       患者氏名          殿   │
│  │ 処 方 箋 │                            │
│  └──────────┘    明治                    │
│                  大正                    │
│  発行 令和 年 月 日 昭和 年 月 日生（ 歳 月）│
│                  平成                    │
│                  令和                    │
│ ─────────────────────────────────────── │
│  RP.                                     │
│  ① 近くの公園を走る。                      │
│                                          │
│                                          │
│  次回外来受診まで有効                       │
│                                          │
│                                          │
│                                          │
│  患者サイン _____        │
│                                          │
│  医師サイン _____        │
└─────────────────────────────────────────┘
```

図1　生活処方箋

　生活処方箋に患者さんにもサインしてもらうことによって，患者さんが宣言したことになり，モチベーションが高まる。

(筆者作成)

　職場にいきたくないなどの逃避行動や，悪いうわさがあるのではないかというネガティブなことを繰り返し考えてしまうと，これが悪循環となり，うつ病になってしまうかもしれない。今回は，「走る」という患者にとって楽しい行動を促したことで，逃避行動やネガティブな考えが減ったと思われる。単純だがこのような方法を BA という。うつ病の患者さん 440 名を無作為に，「心理療法士による認知行動療法（cognitive behavioral therapy：CBT）群」と「若いメンタルヘルスワーカーによる BA 群」に振り分け 1 年後の PHQ-9 でうつ病の症

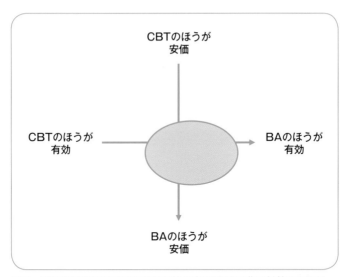

図2 認知行動療法(CBT)と行動活性化療法(BA)の費用対効果の関係
行動活性化療法のうつ症状抑制効果は認知行動療法と同等である。精神科,あるいは医師でなくとも実施可能であるため,行動活性化療法のほうが安価である。
(文献2より引用改変)

状を比較した。BAは簡単かつ安価にでき,抗うつ効果の点でCBTと同等,あるいはこれより優れていた(図2)[2]。

(浦島 充佳)

文献

1) 浦島充佳:病気スレスレな症例への生活処方箋:エビデンスとバリューに基づく対応策. 医学書院,東京,2018
2) Richards DA, Ekers D, McMillan D, et al:Cost and Outcome of Behavioural Activation versus Cognitive Behavioural Therapy for Depression (COBRA): a randomised, controlled, non-inferiority trial. Lancet **388**:871-880, 2016

Chapter 3 生活習慣改善がうまくいかない方への アプローチ——7つの習慣を参考に

　筆者は，約100名の生活習慣病を克服した方の特性をヒアリングした。そこで，生活習慣病を克服した方には，一定の特徴が備わっていることがわかった。

　生活習慣病管理の成功者では，生き甲斐（なすべきこと：仕事）のとらえ方が異なっていた。生き甲斐（なすべきこと：仕事）を長期ビジョンとしてとらえていたのである。

　ここで1つ，中世紀の労働者の寓話を紹介する。建設中の石工に旅人が「あなたはどのような仕事を行っているのですか？」と聞いた。すると，「いわれたとおりに大きな石を単純な道具で切り出して，いわれたとおりに組み合わせているが，単純で意味のない仕事できついばかりだ」と答えた。旅人は2人目の石工に，「あなたはどのような仕事を行っているのですか？」と聞いてみた。2人目の石工は「妻と子どもを養うために石材をこしらえている。退屈だけど，家族を養うためには仕方がないよ」と返事をした。旅人は少しほっとして，3人目の石工に「あなたはどのような仕事を行っているのですか？」と聞いてみた。そして，目を輝かせて「私は寺院を建てています」と答えたという。ここで3番目の石工は，自分が死んだあと数百年経って，自分が建てた寺院が後世の人々に感動を与えることを意識している。生活習慣病管理の成功者は，日々の健康への努力が長期的に何に結びつくかを知っているのである。皆さんは何番目の石工だろうか？　また，生活習慣病管理の成功者は「急がなくてもいい，重要な事柄」をコツコツ行う方々であるともいえるだろう。

1　7つの習慣とは

　皆さんはスティーブン・R・コヴィー氏著「7つの習慣」をご存知だろうか。コヴィー氏は，成功には優れた人格の養成が重要であるとする「人格主義」に基づき，成功への法則を抽出し，「7つの習慣」のなかで提言した。以下は，「7

つの習慣」に出てくる図の1つである（図1）[1]。

図1のなかで，日常業務は4つの異なる事柄に分けられる。「緊急で重要」，「緊急で重要ではない」，「緊急ではなく重要」，「緊急ではなく重要ではない」である。このうち，だれもが大切に思うのは「緊急で重要」な事柄であるが，その量は実は1日の仕事のなかの10 % 程度と試算される。仕事の70 % 程度は「緊急で重要ではない」事柄であり，自分は主導権をもたず，他者からの要求を満たすことに追われる作業となる。

しかし，こればかり行っていると「緊急ではなく重要」なことがないがしろになっていく。「緊急ではなく重要」なこととは，語学勉強や診療・実験のスキルを磨くことなどが入り，健康もまさに「緊急ではなく重要」な事柄に入る。今日だけではなく普遍的に大切な事柄が，最も大切であると思われる。

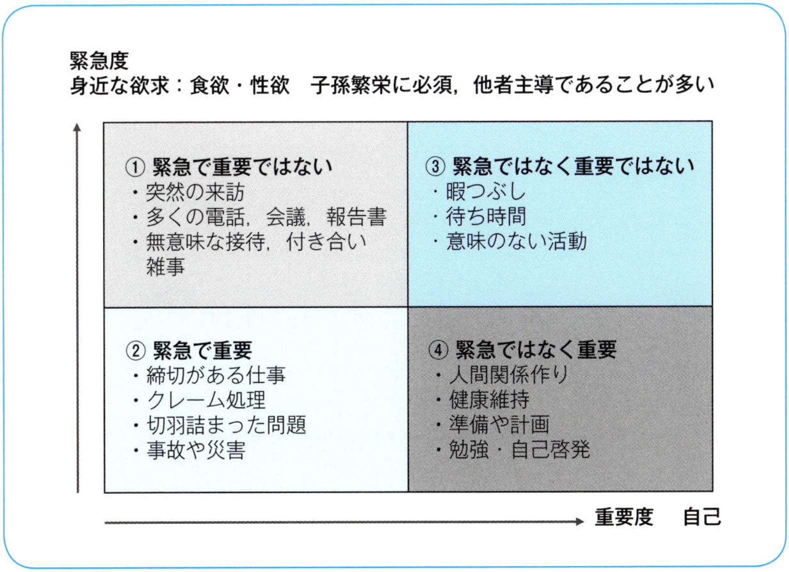

緊急度
身近な欲求：食欲・性欲　子孫繁栄に必須，他者主導であることが多い

① 緊急で重要ではない
・突然の来訪
・多くの電話，会議，報告書
・無意味な接待，付き合い　雑事

③ 緊急ではなく重要ではない
・暇つぶし
・待ち時間
・意味のない活動

② 緊急で重要
・締切がある仕事
・クレーム処理
・切羽詰まった問題
・事故や災害

④ 緊急ではなく重要
・人間関係作り
・健康維持
・準備や計画
・勉強・自己啓発

重要度　自己

図1 「時計」から「羅針盤」へのシフト（長期ビジョンをもつ），7つの習慣の第三の習慣（最重要事項を優先する）

④ 緊急ではなく重要なことを，① 緊急で重要ではないことより選択するのが生活習慣病成功者である。

（文献1より引用改変）

たとえば，世界に通用するスポーツ選手たちは，長期ビジョンをもち，「緊急ではなく重要」なことに日常的に力を傾ける人たちなのである。彼らは短期的な結果ではなく，長期的な成功を生み出す土台をもっている。成功を生み出す「手法」ではなく，「あり方」に力点を置いている点が凡人と異なるのだ。

　彼らのような成功者と自身を比較することで，長期ビジョンをもつことに興味をもつ患者もいれば，彼らをすごすぎると考えてしまう患者もいる。このように，「人に必要とされること」を基盤に置くことが難しい患者には，生きがいとして「自己実現：自分らしく生きること」を提案してみるのもよい。彼らのようにはなれなくても，「自分らしく生きること」の意味を考えてもらう。

　小林麻央氏（フリーアナウンサー）は，乳がんの闘病中に，病気のかげに隠れていたくない，力強く人生を歩んだ女性でありたい，子どもたちにとって強い母でありたい，という思いからブログを綴り始め，そこに「自分らしさ」を見い出していたのではないだろうか。このように主体的に考えることで，長期ビジョン，すなわち人生の「羅針盤」をもつことができる。

　がんの宣告を受けたあとで，自分らしさを求める患者もいる。がんの宣告を受けて初めて，時計や定規ではなく「羅針盤」を目安に生きることを見い出すからだろう。あるいは，自分の葬式の場面を思い浮かべて，「参列者がどのように自分を語るか？」を想像することも自分らしさを見い出す助けになるかもしれない。

　受験生でも「パイロットになりたい」，「政治家になりたい」など，未来の自分の「あり方」という明確な目標があれば，受験勉強にも身が入るだろう。

　しかしどうしたわけか，多くの方々にとって，そのような長期ビジョンや主体性をもつことは難しいのが現実のように思われる。先ほど挙げた3人目の石工にはとてもなれないと思う方もいるだろう。けれども，考えてみてほしい。われわれは，子どものころはどのような未来を思い浮かべていただろうか。宇宙飛行士や野球選手，総理大臣など，いろいろな夢があったはずだ。その夢が非現実的なものになったとき，つまり「緊急では重要」なものを優先させたとき，「緊急ではなく重要」なもの，すなわち自分らしい考え方も失ってしまっていな

いだろうか？

　ここまで，主体性をもつこと，そして長期ビジョンをもつことが，生活習慣改善に重要だと述べてきたが，それらを真の意味で獲得するためには価値観の変容が必要不可欠だ。では具体的にどのようにすれば，これらを獲得することができるのだろうか。

　筆者は前述した「7つの習慣」が，生活習慣改善のために必要な価値観の習得に応用可能ではないかと考えた。

2　第一の習慣：主体性を発揮する

1）生活習慣病のリスクを 自分のうちにある問題としてとらえる

　「7つの習慣」では，第一の習慣として「主体性を発揮する」ことを提言している。そもそも多くの方々が，病気であることを意識したくないし，病気の対策を立てることで日常が奪われる感覚をもっている。考えてみてほしい。なぜ，健康診断の前に節酒して，みせかけのγ-GTP値を手に入れたいと思うのか？ 血圧が1回目の測定で高いと，何度も測定し直し低い値を信じるのか？ このようにしてわれわれは，何とか自分をごまかし，病気であることを意識しないようにしてはいないだろうか。人間は現状が崩れることを避ける特性がある。

　また，ダイエットが実行できていないときに医療者に対して「ごめんなさい」と謝る患者は，健康に対して主体性を発揮できず，心のなかでは「医者にダイエットさせられている」，「私の領域に医療者が入らないでください」と思っている場合もある。

2）選択の自由

　人間は刺激と反応の間に「選択の自由」をもっている。人間は日常が壊されることを恐れているし，検査データや医療者の言葉がネガティブな刺激になる

ことも恐れている。したがって，節酒することでγ-GTPが下がれば，ひとまず安心する。そもそも，健康診断はリスクをみつけるために行うのに，節酒という非日常的行為で，異常値を突きつけられないようにしている。

しかし，自身の悪い検査値をみて行動を起こすか否かは，個人の「選択の自由」によって異なる。節酒により行動を制限するという内向きの選択以外にも，選ぶべき対処法があるのではないだろうか。

選択の自由がある主体的な生き方になれば，自分の生活習慣病のリスクを自分のうちにある問題としてとらえることができるようになる。これが最初の1歩となる。

3 第二の習慣：終わりを思い描くことから始める

1）ゴールを明確にした健康管理

たとえば，がん患者は，がんの診断を受けてそこで初めて人生の終わりを実感し，自分の身体・健康をマネジメントするようになることが多い。ここで健康を守るためのマネジメントについて考えてみたい。大切なのは，医療者と患者が共通の目標をもつことだ。医療者は「タバコをやめましょう」，「ダイエットしましょう」というが，患者は「タバコを吸っても父親は86歳まで生きた」とか，「太っていても健康診断でデータが悪いといわれたことがない」などと反論する場合がある。

たしかに，タバコを吸っていても86歳まで生きる方はいる。しかし，それとは逆に，血圧がコントロールされていても脳出血を起こす方もいる。生活習慣病の管理とはリスクを減らすことにあるが，リスクを減らしたからといって，それが健康に寄与する程度は個人によって異なる。そのような現実を踏まえても，目指すゴール（健康寿命を延ばすこと）を達成する確率を上げるために，努力するかである。したがって，医療者も健康管理によってもたらされる恩恵を過大に示すのではなく，患者と共通の価値観でゴールを目指したいものである。

Chapter 3 生活習慣改善がうまくいかない方へのアプローチ——7つの習慣を参考に

Column

「慣習を変えることの難しさ」

今までの慣習を変えることは怖いことで，できないと思いこんでいる方が多い。有名な「サーカスの象」の逸話がある。

昔サーカス団には大きな象がいて，サーカス団は象といっしょに村々を渡り歩いた。象は大きく，村のなかで逃げ出すと大騒ぎになることがわかっていた。しかし，サーカスの象は小さな杭につながれているだけで，逃げ出すことはなかった。

なぜ，象はサーカス団を逃げ出さなかったのだろう？ 十分な食事を与えられないことと鞭で打たれることで芸を覚えている象にとって，サーカス団は居心地のよい場所ではないはずなのに。その答えは，『象が小さな杭を引き抜くことができないと思ったから』とされている。生まれ落ちて以来杭につながれていた象は，仔象のときに逃げ出すことができなかった経験から，大人の象になったあとも「逃げることは無理だ」と思いこんでいるのだ。

この「生活環境を変えることは無理だ」という思い込みは，多くの生活習慣病患者がもっている感覚である。

また，自分の体は生まれたときから死に向かっていて，それを自覚することは精神的につらいことだ，仕事でストレスを抱えている現代人は，食事やタバコでストレスを軽減するのが当たり前だ，と考えていることも，生活習慣を変えることが困難な要因である（この考え方はエレース・フォックス氏が レイニーブレイン にて提唱した回路と関連し，扁桃体と海馬のバランスで制御されている）。

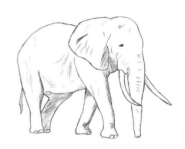

2）ゴールまでのプロセス

Lynn Jほかは，死にいく3つのパターンを次のようにイメージ化している（図2）[2]。

aは，寿命と健康寿命に差がなく生きている間は元気に活動できる方，bは心不全や脳梗塞などを発症して治ることは治るが，その度に身体機能が低下していく方，cは寝たきりになっていく方である。リスクファクターを取り除き，aを目指すことはゴールの1つであり，そのゴールはいくつかの小さなゴールの積み重ねのうえに成り立つであろう。

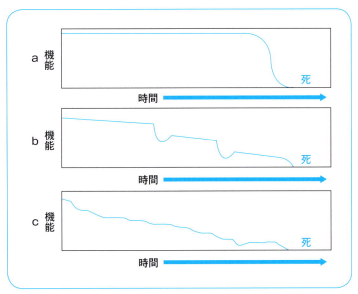

図2　生命財産のプランニング
ピンピンコロリタイプで，死ぬまで元気（a），何年かに一度入院を繰り返し，悪化していくタイプ（b），少しずつ元気がなくなり寝たきりになっていくタイプ（c）。
（文献2より引用改変）

3）目指すべきゴール

次に，目指すゴールそのものにフォーカスをあてよう。ここでは，患者にはマインドフルネスが有効かもしれないし，医療者はほめることがポイントとなる。

患者にとってマインドフルネスは，「時計に追い回されない人生」＝「重要なものを優先する人生」の獲得に有効で，実際にマインドフルネスによって扁桃体のサイズが減少することが明らかになっている（図3）[3]。

扁桃体は不安により大きくなる脳の部分であり，心配ごとが多いと拡大する（たとえば，ロンドンのタクシー運転手は，道に迷わないよう神経をとがらせるため，扁桃体が大きいことが知られている）。

また，社会心理学者のエミリ・バルセティス氏は「運動するのが人より億劫なわけは自信がもてないから」と主張している。彼女は，歩かなくてはいけない

Chapter 3 生活習慣改善がうまくいかない方へのアプローチ——7つの習慣を参考に

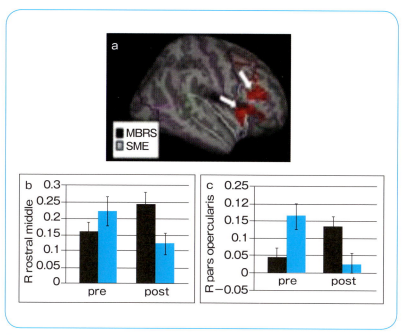

図3 マインドフルネスによってサイズが減少する扁桃体

(文献3より引用改変)

ゴールを設定し，被験者にゴールまでの距離を推測させるという実験を行った。すると，同じ肥満でも関連合併症の比率が高いウエスト/ヒップ比が高い方は，その値が低い方より長い数値を答えたという。すなわち不健康な方は，運動に関してすぐ諦めてしまうというのである。逆にゴールにスポットライトがあたって，輝いていることを想像すること，まわりのことがすべてぼやけてみえにくくなり，被験者はゴールまでの距離を短く感じたという。視覚的な実験であるが，ゴールが明確であると思うことが運動習慣づけるのに有用であることを示したのである[4]。

医療者が患者をほめることについては，脳卒中リハビリテーションの分野で，ほめることで改善のスピードが大幅に異なるというブルース・ドブキン氏（UCLA神経リハビリテーション科 教授）の研究がある。

2010年，米国やわが国など7カ国の国際研究で脳卒中の患者179名を調べた結果，歩くリハビリテーションを行う際にほめられた患者は，ほめられなかった患者より，歩くスピードが大幅に速くなることが明らかになったのだ。ほめられたグループは，10秒間で9.1 m歩けるようになった一方で，ほめられなかったグループは7.2 mにとどまっている。リハビリテーション開始前からの改善効果は 約1.8倍である。ほめることは脳の報酬系を活性化し，自信をつけさせゴールを明確にしてくれる。

ドブキン氏が注目しているのは，脳の報酬系とよばれるシステムだ。「気持ちいい」という感覚によって報酬系が活性化し，ドーパミンという物質を放出すると考えられている。

最近の研究では，ドーパミンは脳の「構造」の変化に影響を与えていることが明らかになってきた。脳卒中リハビリテーションの例について考えてみると，「早く歩けたときに"ほめられる"と，報酬系からドーパミンが放出され，脳はドーパミンを得やすいように自身の構造を変えようとする。その結果，歩くときに必要な神経回路が強化され，より歩きやすくなった」という仮説が，1つの可能性として推測される。

パナソニックの創業者・松下幸之助氏も「人を使うには，ほめて使う，叱って使う，批判して使うなどいろいろあるが，ほめて使う人が概して成功している」と述べている。

しかし一方で，ほめてのばすことの落とし穴を認識することも重要である。少し運動しただけ，0.5 kg，体重が落ちただけでほめられると「ほめられるのが当たり前」になってしまい，「ほめられたいから頑張ろう」という目標はなくなってしまう。安易にほめると，馬鹿にされている感覚をもつ患者もいる。具体的に，すかさず，ほめられるときにほめるのがポイントである。

このように，ゴールをしっかりと描くこと，そして描いたゴールに辿り着けるよう患者側・医療者側の両方からアプローチしていくことが大切になる。

Chapter 3 生活習慣改善がうまくいかない方へのアプローチ ——7つの習慣を参考に

4 第三の習慣：重要事項を優先する ——病気と健康のとらえ方

　前述のように，生活習慣病管理の成功者には一定の「人格」が備わっている。意識しているか否かはわからないが，彼らは健康を重要事項として認識しているように思える。これを第三の習慣「重要事項を優先する」にあてはめて考えてみよう。

　緊急ではなく重要なものの代表的な事項が健康であることは，疑いの余地がない。健康管理に目を向けない患者の言い訳は「仕事や家庭のストレス」であることが多い。これは日々の生活のなかで他者から与えられるものである。ここで病気と健康のとらえ方を確認してほしい。

　病気のとらえ方を変えて，患者に取り組んでもらう取組みを石川雄一氏（日本ヘルス・サイエンス・センター代表）が行っている。石川氏は健康と病気の境目がなくなった現代的なとらえ方を提唱している（図4）。疾患が体の一部であるとすれば，切り離すことはできず，生活習慣病を治すためには自己基盤の強化が必要であるという考え方である。病気の対義語は健康ではなく，幸福となることもあると主張している。病気のネガティブな側面のみに目を向けないことが行動変容につながるかもしれない。

　この考え方は，医療者には特に重要である。急性期の病気を診療する際には，「ミスを起こさない，リスクを避ける」という思考回路になっている。受験勉強のときからそのような教育が染みついている医療者も少なくない。しかし，生活習慣病は体の一部・人生そのものであり，リスクばかりに目を向けると健康マネジメントができなくなる。

5 第四の習慣：ウィンウィンを考えてみよう

　患者が医療者の指導どおりに減量ができていないとき，患者は「ごめんなさい」と謝ることは前述したが，医療者も「いうことを聞いてくれない」という感情が残る。医師からの指示ではなく，自分でやる気になることは，医師と患者

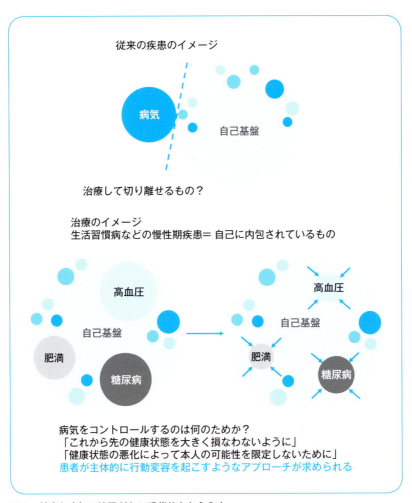

図4 健康と病気の境目がない現代的なとらえ方

(筆者作成)

との関係にとってウィンウィンなのである。患者のウィンは何であろう？　医療者のウィンは患者のことを思いどおりに管理することであろうか？

　患者のウィンは自身が健康になること，医師のウィンは患者が健康になることではないだろうか。

Chapter 3 生活習慣改善がうまくいかない方へのアプローチ
──7つの習慣を参考に

**6　第五の習慣：理解してから理解される
──医療者側の姿勢**

　自分の言い分を理解してほしいのならば，まずは患者のことを理解しなくてはならないということを，医療者として心に刻む必要がある。

　たとえば，営業職の会社員が糖尿病になったとする。夜の接待が多い職場で，それを行わないことは患者の仕事を奪うことになる。「体を大事にしないと将来働かけなくなるので，夜の宴席は避けたほうがよいですよ」と指導することが正しいのだろうか？　患者は時として医療者の助言を求めてはいない。画一的な助言は，個々の患者の声を聴くことの妨げになる。相手を操ることが医療と考えている医療者がいるのが現実だろうが，果たして本当にそうだろうか？　患者の立場を理解して，患者の声に耳を傾けることができているだろうか？　夜の食事が多いのであれば，朝や昼の摂取カロリーを減らし，運動を取り入れることもできるかもしれない。それとも，今はダイエットにスイッチを入れない時期かもしれない。

　先入観をもたず，ゼロベースで患者の言葉を聞くことが信頼を築くようになるだろう。

7　第六の習慣：相違点を重視して，相乗効果を発揮する

　患者が主体的に健康をマネジメントしてくれることは，医療者の負担も軽くすることになる。患者と対立的な立場をとれば，医療者の意見を受け入れてもらうことは難しい。立ちどまって考えてみると，医療者は患者から多くのことを学ぶ。しかも，患者視点から得た学びは，ほかの患者にとっても有効な対処法であることが多い。同じボートに乗る船員が力を合わせずバラバラに漕いでいても，船は進まず疲れるだけである。患者が自分の意志で健康マネジメントを行えば，医療者は少し手伝うだけで，船は大きく前進する。

8 第七の習慣：刀を砥ぐ——4つの側面の進化

「健康を維持するために最も必要なものは何か？」を患者と意識する必要がある。ここは，肉体的側面・精神的側面・知的側面・社会情緒的側面の4つの側面を進化させることが重要になる。肉体的側面を進化させることは，第一の習慣である主体性をもった生き方の基盤になる。精神的側面を進化させることは，第二の習慣である目的をもち行動し始めることに重要な役割をもっている。知的側面の進化で，第三の習慣の最優先事項を決定することができる。社会情緒的側面を進化させることで，第四，五，六の習慣を実現することができる。そして，医療者自身が「刀を砥ぐ」ことが，患者の習慣を変えることに貢献する。

（横山 啓太郎）

文献

1) スティーブン・R・コヴィー：7つの習慣，成功には原則があった．492p，キングベアー出版，東京，2005
2) Lynn J, Adamson DM：Living well at the end of life, Adapting health care to serious chronic illness in old age. WP-137, Rand Corporatoin, Pittsburgh, 2003
3) Hölzel BK, Hoge EA, Greve DN, et al：Neural mechanisms of symptom improvements in generalized anxiety disorder following mindfulness training. Neuroimage Clin **2**：448-458, 2013
4) Dobkin BH：What matters in cellular transplantation for spinal cord injury：the cells, the rehabilitation, or the best mix? Neurorehabil Neural Repair **24**：7-9, 2010

Chapter 4 生活習慣改善の実際

　患者指導のなかで，健康管理に無関心な患者に健康意識を高めてもらうのはきわめて難しい。本章では，医療者側の心構えと患者自身が取り組めるアクションを，筆者の行動変容外来の実際を交えながら説明したい。

1 医療者の心構え

　患者の行動変容を促す診療を開始する前に，まず医療者自身が冷静に現状を見据え，愛情をもって患者を受け入れる体制を整えなくてはならない。患者に心を開いて素直に受け入れてもらうために，医療者が準備すべきことは以下のとおりである。

- ◆自らのはからいを入れない。いつものやり方にこだわらない。
- ◆ゼロになる。先入観をもたない。傾聴すら意識しない，「何もない状態」からスタートする。
- ◆患者の居場所を作る。患者のニーズを尊重し，これまでのプロセスを決して否定しない。

　進むべき道を明確に示して次回につなげる。コンセプトの到達点は「自分の健康を維持して，人に貢献すること」と考えている。このような医療者側の行動変容は，経営的観点型医療の変革にも必要不可欠だろう。

2 生活習慣改善のためのテクニック

　生活習慣改善のため患者が実際に用いることのできる方法にはどのようなものがあるのだろうか。

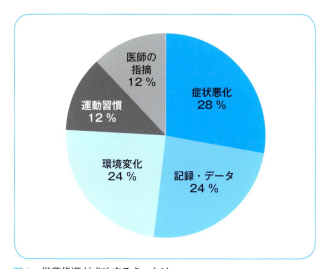

図1　栄養指導が成功するきっかけ
記録することが占める割合が大きいことがわかる。

(筆者作成)

1) セルフモニタリング

　栄養指導が成功するきっかけは，記録・データ (24 %)，環境変化 (24 %)，運動習慣 (12 %)，医師の指摘 (12 %) といわれている (図1)。記録が占める割合が大きいことからも，しっかりとセルフモニタリングをすることが重要なことがわかる。ここで大切なのは，食事記録と身体記録である。

① 食事記録

- ◆食事記録をつけ食事ごとに線を引いて，間食の多さを自覚する。
- ◆色ペンで野菜を緑，菓子をピンクなどマークする。
- ◆食事ごとにカロリーの小計をつける。
- ◆1日の総摂取カロリー，野菜のグラム，菓子のカロリーを計算し，週ごとの平均値を計算する。

② 身体記録

　体重や体脂肪率などを記録していく。

Chapter 4 生活習慣改善の実際

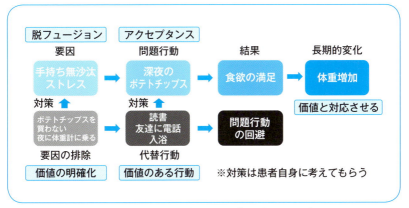

図2　機能分析：やめたいこと（深夜にポテトチップスを食べること）
　目先の楽を保って，長期的な変化を訴える．双方向，持続的，個別的に自己肯定感を維持して日常的行動変容を惹起する．① 考えすぎず，心を開く．② 今の自分に注意を向けて観察する．③ 価値を明確化して行動する．この3点が大切．

(筆者作成)

2）統制法（環境調整）

　次に重要となるのは，環境調整である．不適応な行動を生起させている刺激を除去し，適切な行動を生起しやすい刺激を整える．

　たとえば，肥満の患者が深夜の過食に走るときには，まずその行為の要因を聞き出し，要因を除去できるようにする．そして問題行動の代替行為も提案していく．このプロセスでは，患者自身に能動的に考えを提示してもらうことが大切となる（図2）．

3）反応妨害／習慣拮抗法（3分やり過ごすこと）

　問題となる行動をとりたくなったときに，別の行動をとって気を紛らわせる方法のことである．ダイエット中にカロリーの高いものを食べたくなったとき，体を動かす・友人に電話する・シャワーを浴びる・ガムを噛むなど・食べることと両立できない行動をとる．

4）認知再構成

　不適切な考えに陥った状況や自分の気持ち・考え・行動を記録し，その結果どのようになったか，ほかの考え方ができないかを考える。

5）問題解決技法（PDCA サイクル：計画・実行・評価・改善）

　PDCA サイクルにあてはめて解決方法を考えてみることもよいだろう。

　問題の同定と解決法の列挙（plan）→ 実行に移す（do）→ 成果の評価（check）→ 評価を踏まえて改善策を実行に移す（act）。この一連の流れを繰り返し行う。

6）再発防止訓練

　否定的な考えを積極的・前向きな言動に変換し，再発を防止する方法である。再発防止には習慣化が重要である。

　　◆毎日体重を測定し，カレンダーに体重を書き込む。再発防止効果があり，
　　　カレンダーが埋まっていくことで達成感も生まれる。

　　◆よく味わう食習慣。過食が制限される。

　　◆通勤に階段を使う。習慣化されると継続できる。

　あまり自身を制限すると精神的に疲れるので，危険な点（たとえば体重が 2 kg 増える）を設定し，それを超えたら食事日誌を再開するなど，自分自身と約束をすることも有効だ。

7）モチベーション強化

　長期ビジョンをもち，健康をマネジメントする。

　　◆向上への満足を高める。

　　◆成功した減量者としてのアイデンティティを養う。

　　◆自律的自己調節を支えていくモチベーションを引き出す。

　　◆食物と関連しない活動のモチベーションを引き出す。運動すると食事も
　　　管理できるようになる。

> Chapter **4** 生活習慣改善の実際

3 行動変容外来の実際

　以下の原則に従い自身で考え，長期ビジョンをもって始める，すなわち，「自分らしく生きる」ことを中心に据えた行動を促す診療を行う。

　　◆今までの常識に縛られない。

　　◆感じろ。

　　◆動け。

　　◆信じろ。

　　◆許せ。

　この原則を踏まえつつ，患者の受容がどの段階にあるかを頭に浮かべながら診療にあたる。

4 患者の受容段階に合わせた診療

　慢性疾患の診断を受けると患者は，喪失，拒絶，闘争，折り合い，という段階を辿り，疾患の受容に至ると考えられている（図3a）。喪失・拒絶・闘争の段階では疾患というストレスに心が囚われてしまう。そのようなときに「自分の葬式で自分に投げかける言葉を想像したり，天国でだれに会いたいかを考えること」が救いになるとされている。患者の受容が喪失段階や拒絶段階にあるときは，医療者側の説明が心に入らないことが多いので，信頼関係の確立が診療の主体となる。

　また，他者と比較しないことも1つの受容の方法である。透析が避けられない患者では，腎機能の低下が白内障や老眼と同様に加齢により生じることだと説明すると（図3b），「なぜ，自分だけ透析を受けなくてはいけないのだ」という意識から逃れられる。これは，生活習慣病患者にもあてはまる。「生活習慣病は，若いころに比べ太りやすくなったり，お酒に弱くなったりする必然的加齢現象であること」，「ほかの方と違うのが当たり前である」と認識してもらうことが有効である。加齢現象ととらえると受容しやすくなり，個人の多様性を

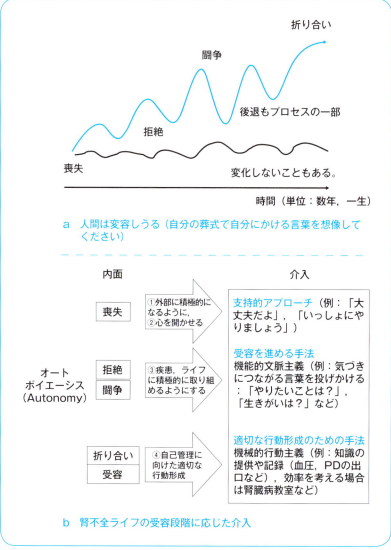

図3 受容段階に応じた介入（葬式で自身にかける言葉）
　キューブラロス5段階モデル．疾患の受容はステージによって異なるので，患者がどのステージにいるかを医療者は認識する必要がある（a），5段階モデルを腎不全患者にあてはめたもの．喪失期には ACT（acceptance and commitment therapy）も難しいため，behavioral activation がよいとされている（b）．

（日本赤十字医療センター 腎臓内科部長 石橋由孝氏 作成）

認識することも受容の手助けになる。

しかし，生活習慣病患者は，受容段階がどの段階かが透析患者より明らかになっていない。透析患者では，透析導入時に死を意識することがあるかもしれない。また，透析を週3回しないと生きていけないため，そこで死を意識することもあるだろうから，そうした機会に自身と向き合うことになる。一方，生活習慣病患者は，自己を意識することなくズルズルと進んでしまうことが多い。

5　患者自身の生活習慣病のとらえ方

患者の受容がどの段階にあるのかを知るためには，(1) 行動変容外来に興味をもってもらう，(2) 従来の治療では行動変容につながらないが，行動変容外来が一定の成果を上げていることを理解してもらう，(3) 趣味や家族の話など掘り下げることのできる話題を提供し，医師と患者との関係を緊密にする，この3点が重要となる。この「掘り下げることのできる話題」は患者ごとに異なる。たとえば，患者が「タバコを毎日10本吸う」といったら，医師はその銘柄や吸うときの状況などを詳しく聞く必要がある。また「なぜ食事制限ができないのか？」，「ストレスは，食事制限と関係しているか？」など，直接聞いてもよい。個人的な診療なので，生い立ちや家族のことを聞くこともある。患者の受容段階がどこにあるかを判断するのは難しいが，それを意識しながら診療を進めることが肝要である。また時として患者は，受容段階を逆戻りすることもある。

健康維持のために患者自身が何をしているかを聞くことも，受容段階の評価に手助けになる。患者自身が健康維持のために何かを行うことが大切で，毎日体重を測定することさえ受容できていない患者には難しい。さらには，医療者側の共感する態度を患者がどのように受けとめているかを，医療者が感じとることも必要である。これは「心を開く」という感覚である。それを感じとることができれば，医療者も患者もストレスがなくなる。言い換えれば，医療者が「ゼロになる」という立場をとることかもしれない。

受容が進んでいないときは，支持的アプローチやアクセプタンス ＆ コミッ

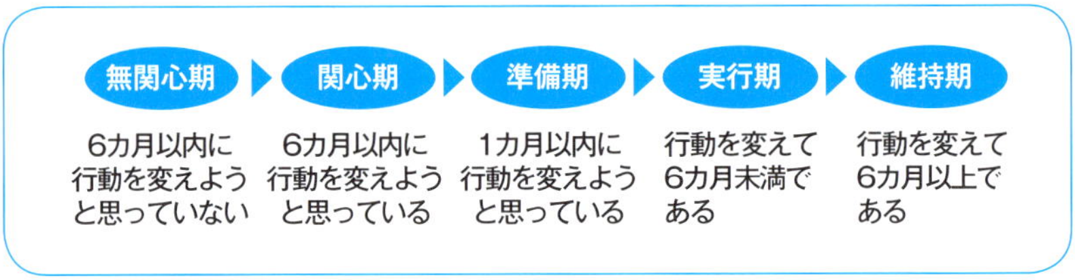

図4　行動変容ステージモデル
　人間が行動変容を起こす場合は無関心期→関心期→準備期→実行期→維持期の5つのステージ
をとおると考えられている。1980年代前半に禁煙の研究から導かれたモデルだが、その後生活習
慣病の患者指導にも用いられている。患者が今どのステージにいるかを把握し、それぞれのステー
ジに合わせた働きかけが必要。

（文献1より引用）

トメント・セラピー（acceptance and commitment therapy：ACT）が診療の
主体となる。ACTは心理療法の1つで、心理的柔軟性の獲得を目標にしている。
困難な気分を取り除くのではなく、今この瞬間にとどまり、価値づけられた行
動へと向けて前進することを目指し、不快な気分に対しても過剰反応せずに
オープンでいること、そしてそのような感情を引き出されるような状況をも避
けずにいることを学べるように促す。そして、受容が進むにつれて、認知行動
療法が診療の主体となる。

　一方、生活習慣病患者は透析患者と異なり、死と直面していない。したがっ
て喪失→拒絶→闘争→折り合い→受容、というプロセスではなく、無関心期
→関心期→準備期→行動期→維持期というプロセスを経ると考えられている
（図4）[1]。

　生活習慣病患者が自分でその改善に立ち向かっていくことが肝要であるが、
それには段階・ステージがある。患者がどのステージにあるかを医療者は認識
すべきである。

1）無関心期への働きかけ

　6カ月以内に行動を変えようと思っていない時期のことを、「無関心期」とい
う。患者がこの段階にあるときはまず、自分の健康や生活習慣改善に関心をも
ってもらうことが必要となる。ここでもさまざまなアプローチ方法がある。

Chapter 4 生活習慣改善の実際

患者に健康を保つためにしていること・していないことを認識してもらい，「自分と周囲の方々が自分の健康をどのようにとらえているか」を評価してもらう。健康維持の将来像を想像してもらうのもよいだろう。

① 健康のマネジメント

健康を意識して生活に配慮していても，健康を崩すこともあるし，その逆もある。自分の健康にどの程度配慮しているか，点数をつけさせてもよい。

医療者が患者に

- ◆健康を保つためにどのようなことを行っていますか？
- ◆健康によくないことを行っている心当たりはありますか？
- ◆自分の健康にどの程度満足していますか？
- ◆あなたの健康をまわりの方はどのように評価しているでしょう？
- ◆健康によいことを1年続けたら，あなたはどのように変わるでしょう？
- ◆逆にこのままの健康意識であるとどのようになりますか？

などを問いかけ，患者に考えるきっかけを与えることが大切となる。

② 意識の高揚

運動のメリットを知る。薬物療法の限界や運動の効能などネタを増やしておく。

③ 感情的経験

このままでは「よくない」と思ってもらう。現在の検査値をみせるだけではなく，若いころの自身を比較対象にしてもよい。酒が飲めなくなったことも老化であることを認識する。

④ 環境の再評価

周囲への影響を考える。援助者や仲間がいることが関心期への移行を容易にする。夫婦や友人と行動を始めてみたり，寝たきりになったときのことを想像してもらってもよいだろう（家族に迷惑をかけはしないか？ など）。

2）関心期以降の働きかけ

患者が関心期に移ったら，医療者は行動へ踏み出せるよう促していくことが必要となる。以下に実際に筆者が用いているアプローチ方法のもとになってい

表　関心期以降のアプローチ方法

用いる テクニック	アプローチ方法	具体例・解説
問題解決技法 （PDCA）	患者自身に解決策を提案してもらう	肥満患者に「減量の妨げとなるにもかかわらず自分が行ってしまう行為」を５つ挙げてもらう。そのうち２つまでは，日によって選ぶことを患者ができる自由度を与えてもよい。
	１つから始める（２つから１つを選ぶ）	欲張ると達成の可能性が下がる。
	実際に行ってみる	はじめの１歩が大切。
	既存の習慣と結びつける	夕食の前に体重を測定するなど。アイディアは患者に発案してもらうことが大切。
	時間を決める	習慣を強固にするためには，無意識のうちにその時間に行われることがよい。
	協力者を決める	協力者から持続的な刺激が入る。
	方法に名前をつける	客観的に行為を観察する。
問題解決技法 （PDCA）， モチベーション 強化	習慣化させたいことの必要性を考える，過去や未来ではなく現在を重視する	ACTを用いて「今ここにいる」という意識化を促す。変えられるのは現在だけ。林修氏の「今でしょ！」という感じである。
	初期目標は低くし，段階的に目標を上げる	成功体験が重要。
モチベーション 強化	瞑想する	簡単なマインドフルネスが持続することは，成功体験として意識される。
	ご褒美をあげる	自尊意識を高める必要がある。
	進歩している自分を楽しむ	健康を目標としたドライブを楽しむ。
	ほめる	ダメでもほめる。
認知再構成	１週間以上続かなければ一生続かない	できないことを続けると負担になるのですぐにほかの方法に移る。自分の気持ち，考え，行動を記録し，その結果どのようになったか，ほかの考え方ができないか考えてみる。
	できなかったことを意志のせいにしない	できなかったのは自分の意志が弱いからと考えるのではなく，方法が悪かったからだ，別の方法にしようと考える。
	妨げになる行為に名前をつける	Jackと名づけてみる。「間食をしたくなったときに，Jackがやってきた」と考えると，客観的に物事をとらえることができるようになる。

Chapter **4** 生活習慣改善の実際

統制法 （環境調整）	やる気がなくてもその場にいってみる	ジムにいくなど，コミュニティを作るとよい。
	逃げることができない状況を作る	ジムなどは，値段が高いから持続する。
セルフモニタリング	簡単な記録をとるようにする（自己に興味をもつ）	カレンダーやスマートフォンに記載して，成功体験を視覚化する。
再発防止訓練	習慣が途切れそうなときの対処法を決める	習慣が達成できないときに，気持ちが途切れないようにする。右手に時計をはめたりしてみる，体重が 2 kg 増加したら食事日誌を再会する，など。
反応妨害／習慣拮抗法	3 分やり過ごす	体を動かす，友人に電話する，シャワーを浴びる，ガムを噛むなど，食べることと両立しない行動をとる。

(筆者作成)

るテクニックを述べるので，参考にしてほしい（表）。

6 診察のフィードバック

　診療の途中または終わりに，今回の診療でどのようなことが確認事項になったかを患者に述べてもらい，それをカルテに記載する。このことは次回診察にも役に立つ。患者が目標をもつためには，受験生の偏差値にあたるものが有効だ。web サイト[2~5]なども活用し，セルフチェックに役立てていただきたい。

7 習慣が人格（人生）を変える
——目的達成に必要な行動を促進する

　習慣は知らないうちに習慣になる。歯磨きは，ミント味の歯磨き粉のおかげで，わが国で習慣化されたと思われている。いずれにしても，それにより虫歯は劇的に減少した。知らないうちに「習慣化する何か」をみつければ，劇的に人生が変わる可能性がある。習慣を変えるアプローチは人格ごとに異なるかもしれない。

Column

自分らしく生きることの重要性──あるホスピスの名医の話

「緊急ではなく重要なこと」を実現するための長期ビジョンをもてない者として，死期が近いホスピスの患者がいる。ホスピスの名医はこのような患者に対して，どのように話を聞いているのだろうか。彼は患者に問う。「死んだらだれに会いたいですか？」。患者は病気になる前の世界に思いを巡らせ，死後の世界を語るという。死に直面した患者に本来の自分を取り戻させ，死後の世界を想像させるホスピスの名医の診療は，学ぶべき点が多い。

「あなたらしさとは何ですか？」と問われた患者のなかには，自分の生きがいを考える者もいるだろう。患者によっては「食べることや飲むことが生き甲斐」と答える者もいる。しかし，生活習慣病患者では「食べることや飲むこと」は自傷行為と考えることもできる。

- ◆お腹が空いてからご飯を食べているだろうか？
- ◆時間をかけて味わって食べているだろうか？
- ◆お腹がいっぱいになっても食べ続けていないだろうか？
- ◆食べることを生き甲斐としている者も，そのとらえ方で変えることができないだろうか？

本当の自分と向き合うために，子どものころの夢を聞くのもよい。自分の葬式風景を想像してもらい，俯瞰して人生を見つめ直す手法をとっているカウンセラーもいる。このプロセスでは「コーチ（指導者・導く者）として医療者が患者と同じサイドに立つこと」を自覚してもらう。また，長期ビジョンをもつためには「今」に意識を集中することが大切であり，その確認も患者とともにできるとよい。コヴィー著「7つの習慣」にあるように，われわれが関心をもつ対象と，そのうち影響を及ぼせるもの，すなわちコントロールできるものは，以下の図のような関係にあると考えることができる（**図6**）。影響の輪の範囲しかわれわれは変えることができない。

- ◆「いつかやる」の「いつか」はこない。
- ◆将来を変えられるのは今
- ◆今がこれからの人生のなかでいちばん若い
- ◆「いつやるの？ 今でしょ」

同様に大切なことは

- ◆考えるよりも感じること
- ◆計画するよりも実行すること
- ◆健康管理を理解するよりも自分がそのことをすること
- ◆過去や未来より現在を大切にすること

ではないかと筆者は考える。

1）性格別習慣変容──ビッグ・ファイブと生活習慣指導

習慣の獲得方法はそれぞれの患者の人格によって異なる。人間がもつさまざまな性格は，5つの特性の組み合わせで構成されるという考えがあり（ビッ

Chapter 4 生活習慣改善の実際

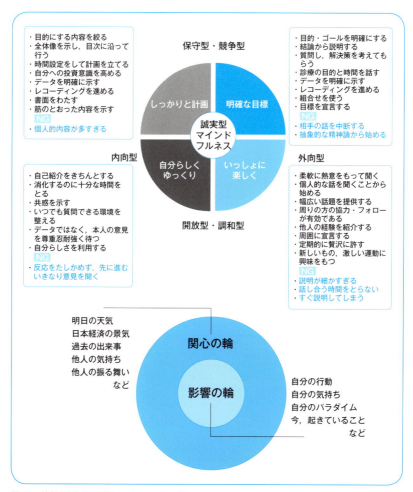

図5　性格別患者指導とアドラー心理学
　人間それぞれの性格と関心に沿ったアプローチが大切。行動変容外来でNEO性格分析を行うと、責任感が強い方はレコーディングによるフィードバックが有効なことが多く、調和型の方は、共感されることを求める。患者が、生活習慣病の管理を自分事として感じるには、関心の輪、さらには影響の輪に踏み込む必要がある。

（筆者作成）

グ・ファイブ，特性五因子論），性格が5つのどこに偏っているか，すなわち人格特性が何かによって，習慣の獲得方法や運動・食生活の指導法が異なる，という仮説を立てることができる（図5）。

2）5つの特性と，特性に合わせたアプローチ

① E：外向性傾向 (extraversion)

　自分の関心や精力が他者やものに向けられる傾向で，積極性や社交性，明るさをもつ。習慣目標を宣言したり，いっしょに取り組んでくれるコーチや仲間をもったりすることが有効だろう。

② O：開放性傾向 (openness to experiences)

　新たな美的・文化的・知的な経験に開放的な傾向で，好奇心や想像力が旺盛。悪い習慣をやめるときにはきっぱり断つほうがよいのではないか，運動は激しくて新しいものがよいだろうか。

③ A：調和性傾向 (agreeableness)

　利己的ではなく協調的に行動できる傾向で，思いやりや優しさをもっている。記録は有効だろうか。いっしょに行ってくれるコーチや仲間は有効だろうが，運動は静かで一般的なものがよいだろうか。

④ N：神経症傾向 (neuroticism)

　感情的反応の予測性と整合性の傾向があり，不安・イライラ・衝動が少ない。記録は有効と思われるが，記録がストレスにならない配慮が必要となる。運動は静かで一般的なものがよいだろうか。「習慣を変えることで，自己を高められる」ということを納得してもらうことが大切となる。悪い習慣をやめるときには，量を控えたほうがよいだろうか。

⑤ C：誠実性 (conscientiousness)

　計画性や責任感，勤勉性をもつ傾向で，粘り強さをもち，自己規律や熟慮が得意。習慣目標を宣言したり，記録をとったりすることが有効であろう。習慣を組み合わせてほめるのもよいだろう。目標を守る傾向にあるが，衝動性を伴う場合にはマインドフルネスが有効になるかもしれない。

8 脳と体を分けたうえで，どのように管理するか

　多くの方々が生活習慣を改善できない背景にはストレスがある。また「自分

Chapter 4 生活習慣改善の実際

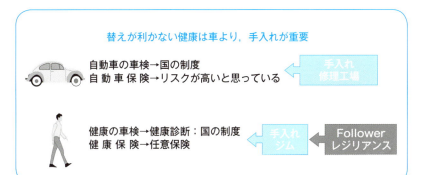

図6　自分を大切にするための視点
　喫煙や過食は，自傷行為といえる．ストレスに陥ると，人間は自傷行為に走ることがある．そのようなときに，自分の身体を愛車に置きかえてみる．ストレスが多いときに自分の愛車を傷つけるだろうか．また，運転していて調子の悪い車に乗り続けることができるだろうか．

（筆者作成）

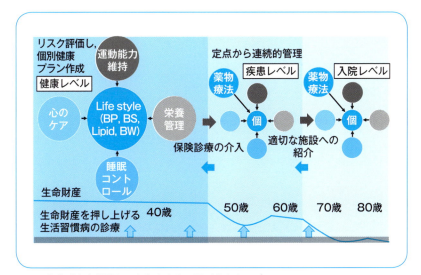

図7　生命財産を維持し，人生を安全に過ごすためのプラン
　人生は旅にたとえられるが，その旅にはときどき落とし穴（心筋梗塞などの急性疾患）がある．落とし穴を避け，生命財産を維持していくために，運動・栄養・睡眠・マインドを整え，病気にならないように血圧や血糖を維持していく．医療者は，人生を旅行する方のガイド役といえるかもしれない．

（筆者作成）

のことだから，人には迷惑をかけていない」という考え方がある．喫煙者に黒くなった肺の写真をみせてもインパクトは薄いが，自身の子どもが喫煙してい

る写真をみれば，タバコの毒性を客観的に感じることができる場合がある。そのようであれば見方を変えて，自分の体を車としてとらえてみることは有用な方法である。

　替えが利かない健康は，車より手入れが重要であることは患者も理解しやすい（図6）。「ストレス社会のなかで自己管理をする」という考え方よりも，「あと40年元気に走ってくれよ」と愛車の手入れをする感覚をもつと，健康管理が精神的負担ではなくなる。

　医療者は，患者というドライバーが事故もなく目的地に到達するための案内人である。そのために運動・栄養・マインド・睡眠などを包括的にサポートする必要がある。患者が人生を自分の身体を使って，運転するという感覚を共有するためには，同乗者である家族や，いき先である人生の目的を共有する必要がある（図7）。

（横山 啓太郎）

文献

1) 厚生労働省：e - ヘルスネット，行動変容ステージモデル（https://www.e-healthnet. mhlw.go.jp/information/exercise/s-07-001.html）.
2) 厚生労働省：e - ヘルスネット，健康セルフチェック（https://www.e-healthnet.mhlw. go.jp/ information/others/selfcheck.html）.
3) 滋賀医科大学社会医学講座公衆衛生学部門：NIPPON DATA（https://shiga-publichealth. jp/nippon-data）.
4) 国立国際医療研究センター糖尿病情報センター：糖尿病ってなに？（http://dmic. ncgm.go.jp/general/about-dm/010/index.html）.
5) Judson Brewer（Ted）：A simple way to break a bad habit（https://www.ted.com/ talks/judson_brewer_a_simple_way_to_break_a_bad_habit）.

Chapter 5 生活習慣病の認知行動療法

1 はじめに

1）認知行動療法とは

　認知行動療法は，認知に何らかの介入を行い，気分の変化を生じさせることを主とする精神療法である。ここでいう“認知”とは，得られた情報を処理して生じる思考や表象のことであり，より平易に述べれば，ものの受け取り方や考え方ということになる。

　たとえば友人と会って会話をした際，「そういえばこの前，メールを送ったのに返してくれなかった人がいたんだよね」と相手が述べたとする。そのとき，自分の頭のなかに「自分も返信しなかったことがあったのでは」と考えたり，この友人が悲しんでいる顔が浮かんだり，ということがあるだろう。このときに起きていることは，相手の言動という外界からの情報に呼応したかたちで，自分のなかで考えやイメージが生じているのである。このプロセスを広く“認知”とよび，狭義ではその際に生じた思考やイメージを認知として扱っていくのである（図1）。

　治療として活用されてきた背景にあるのは，思考（あるいは認知）→気分→行動の3つの要素は深く関連し合っており，互いに影響を及ぼしているという前提である。うつ病においては，この認知に歪み（distortion）が生じており，物事を二分的に考えたり，非合理的な飛躍が行われたりしている。その特徴を修正し，気分や行動を変化させる，ということが治療として用いられてきた。その後，不安症などの気分が関連する疾患に対して用いられ，最近は統合失調症や摂食障害，心的外傷後ストレス障害なども対象としている。多くの研究成果が得られ，エビデンスとして一定の有効性が確立しているのは，ほかの精神療法と比較しても特異な点であろう。

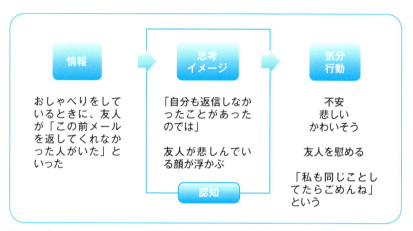

図1 認知とは何か
認知とは，得られた情報を処理して生じる思考や表象のことである。ものの受け取り方や考え方ともいうことができ，気分や行動に影響を与える。

（筆者作成）

2）生活習慣病に認知行動療法を用いる際の留意点

　それでは，そのような精神療法を，生活習慣病でどのように用いるのだろうか。そもそも，生活習慣病に認知の歪みというものが生じているか否かは大いに議論すべき点であろう。「この程度は大丈夫」と危険性を低く評価していたり，「明日から行えばよい」と先延ばしにしたり，「食べてしまったからもう今日は失敗」と自己批判したり，という事象はよく目にする。それが外界，すなわち自分の客観的な状況を正確に把握できていないのではないか，すなわち生じる認知に歪みが生じているのではないか，という見方をすることは可能だろう。一方で，ポジティブ・シンキング・バイアスとよばれる，将来をやや楽観的にとらえることは，本来人間がもっている正常な偏りでもあると考えられている。「歪んでいる」，「偏っている」と極端にとらえて修正を図ろうとすることは本当に適切な対応であるかは考えていかなければならない。

　むしろ，認知行動療法のなかで重視している"自律性"という観点から，生活習慣病の改善を図っていく可能性があると考えられる。認知行動療法の基礎的な技法の1つに"ソクラテス的対話"というものがある。ソクラテスは古代ギ

リシアの哲学者であり，"弟子"とみなされているものはプラトンはじめ多くいる。しかし，ソクラテス自身はだれの師にもなっていない，と述べている。なぜならば，ソクラテス自身は何かを教える，という直接的な指導ではなく，問答を繰り返すことで，他者のなかに新たな発見や気づきを与えたとされているからである。このようなプロセスを踏むことは，その気づきは弟子自らの発見となり，他人から与えられたものよりも自分のなかに根差していく。認知行動療法において，この考え方は治療全体に根差しており，あくまでも治療者は，歪みや偏りを指摘するのではなく，自らが気づき，自らが改めようとする，そのきっかけを与える役目として存在する。すなわち，より自律的に認知や行動の修正を図れるように援助をしていくのが治療者の介入となる（図2）。この大前提を踏まえて，これから述べる技法を活用していかなければ，認知行動療法とは，おせっかいな治療であり，"人を変えようとしている"という誤解を生むことになってしまう。

2 生活習慣病に対する認知行動療法の概要

　生活習慣病に対して行う認知行動療法は，主に① ライフスタイルを変化させる② 治療へのアドヒアランスを増加させる という2つの役割があるが，技法として用いるうえでは前者を中心に考えていくのが有用であろう。

　まず治療的な介入の前に，適切なアセスメントが必要であり，包括的な評価が求められる。生活習慣病への認識や過去の経緯，現在の生活状況，ストレスとなっている外的事象，本人が有している援助，などである。これまでの取組みも重要であり，失敗体験を繰り返していることも少なくないため，そのような傷つきに対する配慮も必要である。過去の取組みを全否定して新たな方法を植えつけようとすることは避けなければならず，行ってきた努力を評価し，これまでの延長線上にさらなる工夫を行う，という姿勢で臨むべきである。表1にアセスメントを行う際の重要なポイントを列挙する。

　また，アセスメントを行っていくなかで，患者が生活習慣病やその対応につ

治療者	今，運動はどの程度していますか？	治療者	今，運動はどの程度していますか？
患　者	あまり動けていなくて…。ジムにも通えていません。	患　者	あまり動けていなくて…。ジムにも通えていません。
治療者	それではいけませんね。人は動くと気持ちがよくなりますし，糖尿痛もよくなります。	治療者	なかなか動けていないのですか。それももどかしいですよね。もう少し動きたいな，と思うこともありますか？
患　者	それはわかっているつもりではあるのですが…。	患　者	そうですね，やはり動けるとよいのですが，体が疲れてしまうので…。
治療者	あなたも動けばきっと気持ちがよくなるはずです。まずは明日から1日1回，家の近くの散歩でよいからしてみましょう。	治療者	そうですよね，動くとけっこう疲れますよね。
患　者	はあ。でも体が疲れるので…。	患　者	そうなんです。
治療者	そこを変えていくんです。	治療者	1日にどんな活動をしていますか？
患　者	はあ…。たいへんですね。	患　者	家のなかで過ごすことが多くて。たまに散歩に出かけますが。
治療者	そのために治療にきたのでは？できないと思っては一生できないですよ。	治療者	散歩しているのはすごいですね！けっこうたいへんではないですか？
		患　者	そうですね，散歩くらいだとそこまで疲れずにできます。散歩ならやれるかもしれません。

図2　ソクラテス的対話の1例
　左は治療者からの提案，右は患者が自ら提案するかたちをとることができる。

（筆者作成）

いて十分な知識を有していない場合も時にみられる。その場合には疾患と治療に関する心理教育を改めて行う必要がある。

　そしていざ治療介入を行う際には，大きく3つのステップに分けることができる。1つは，自分の状態を客観的に把握するセルフモニタリングの段階，次に認知や行動の修正を図っていく変化の段階，そして最後にその変化を持続さ

Chapter 5 生活習慣病の認知行動療法

表1　アセスメントを行う際のポイント

これまでの経緯
●疾患の経過と進展 ●過去の取組みとその結果
現在の状態
●生活習慣（食事や活動など） ●健康状態（服薬や精神状態も） ●嗜癖（飲酒や喫煙など） ●目標とその理由
関係する要因
●社会的環境（仕事や家庭，趣味など） ●家族歴 ●宗教など信念 ●本人の強み（これまでの生育プロセスや長所など）

（筆者作成）

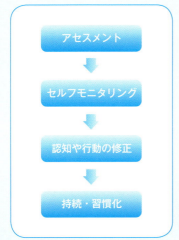

図3　認知行動療法のフロー
　症例のアセスメントに基づき，セルフモニタリングや認知面・行動面でのアプローチが行われる。そして培ったスキルを定着させ，習慣化していく。

（筆者作成）

せ，習慣化していく定着の段階がある（図3）。

1）セルフモニタリング

　認知行動療法でいうセルフモニタリングとは，自らの状態を客観的に観察し，

記録等をすることで把握していくことを主に指す。この際，モニタリングの対象となるのは行動だけではなく，気分や思考，身体反応を含める。

食事内容やカロリー，1日の歩数などを記録したり，毎日の体重を測定して記録に残すといった行動や身体をモニタリングするシンプルな方法もあるが，たとえば間食を摂るとき，いつ，どのような状況下で，そしてどのようなことを考えて（あるいは考えずに）いるのかについて記録をしていくという，パターンを認識するような働きかけも意味がある（図4）。摂取する前後でどのような気分の変化が短期的・長期的に生じるのか，といったことを検証し，状況→行動→思考→気分→身体の，相互の関連について把握していくのである。

これらは，ふだんは意識せずに摂っている行動であったり，自動的に生じる思考であったりするのだが，記録し俯瞰して"みえる化"をするのである。「意識化する」と言い換えてもよいだろう。いずれにしても自分の状態に気づくことが変化の第一歩である。図示した用紙に記載する方法や，スマートフォンのアプリケーションなど電子媒体を活用することも有用であり，いかに簡便で負

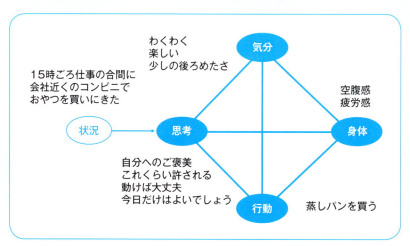

図4　間食する前の関連図
　間食をする前の状況時，思考や気分等がどのように動いているかを把握するための方法である。
（筆者作成）

担なく続けられるかは重要である。

　このような把握は，ライフスタイルとしてネガティブな事象に焦点をあてるだけではなく，より本人のモチベーションを高めるためには，正の強化も必要である。たとえば，いつもより1つ手前の駅で降りて歩いたときに気分がよくなる，新しいお店を発見して感動する，休日に散歩して気持ちが軽くなると感じる，といったポジティブな反応も認識できるように働きかけるのである。

　なお，このセルフモニタリングについては，治療全体をとおして継続してもらうことも大切となる。記録を縦断的に俯瞰することで，自分が現在，全体のなかでどのような位置にいるかを認識し，経過中の変動に気づくことができる。多くの場合はライフスタイルの変化を試みてもすぐには結果に表れず，一時的に停滞することも少なくない。そのため，体重や血圧，血糖値，食生活といった結果だけではなく，行動そのものをしっかり維持できていることが認識できると，自己効力感の向上につながり，行動の継続や変容を促進することとなる。

2）認知・行動の修正

　1）セルフモニタリングで，状態の把握が可能となった時点で，自らの考え方や行動パターンが浮かび上がってくるだろう。たとえば，降圧薬を飲み忘れるのはどのようなときが多いか，夜遅くに食事をしてしまうときには何を考えているか，などである。ライフスタイルに関連した認知と行動との観点から，それぞれの修正を図ることを検討していく。

① 認知的アプローチ

　認知面での修正は，主に不適切な行動に至ってしまう思考に焦点をあてる。たとえば，昼食に通常よりも多いカロリーの食事を摂取してしまい，さらに夜も飲酒と過剰な食事を摂ったとする。そうすると，「立て続けに習慣を崩してしまい，この取組みは失敗だ」，「この方法ではうまくいかない」，「自分は意志が弱い」と考えてしまい，結果的に翌日も適切な食行動をとれなくなってしまう。"全か無か思考"という，うまくいっていない＝失敗，という二極化した思考や，実際の結果や状況は無視した"感情的な決めつけ"とよばれる思考スタイルを

表2　コラム法の1例

状況	気分	最初に浮かんだ考え （自動思考）	代わりとなる考え （適応的思考）
起床して昨夜の飲酒と過剰な食事を思い出した	落ち込み反省	「立て続けに習慣を崩してしまい，この取組みは失敗だ」 「この方法ではうまくいかない」 「自分は意志が弱い」 「ダメな人間だ」 ↓ 自暴自棄になって生活を崩す	「これまでの1カ月はしっかり行えていた」 「今日はたしかに失敗したが，明日成功するように何か工夫しよう」 ↓ 対策を考えることで立て直す

状況に即応した考え（自動思考）が浮かぶ。これが問題解決につながらないような思考であれば，修正を行い，別な視点から新たな考え（適応的思考）が出現するように働きかける。

(筆者作成)

とっている傾向がみえてくる。"自分はだれだ"というレッテルを貼るようなラベリングの特徴も垣間見える。

　これらの認知について，修正を図る手段の1つに，認知再構成というものがある。代表的な方法として，コラム法があり，これは表2のように，状況に即応した思考（自動思考）をとらえ，その思考に偏りがないかを検証し，より現実に即した行動につながる別の適切な考え方（適応的思考）はないか検討していく。この例でいえば，「これまでの1カ月はしっかり行えていた」，「今日はたしかに失敗したが，明日成功するように何か工夫しよう」といった問題解決的な思考がより適切といえるのではないだろうか。

　ただしこの際に治療者として，あくまでも適応的思考は患者自身に気づいてもらうように話を向けていくことが重要である。冒頭でも述べたように，ソクラテス的対話を重視し，治療者が「このように考えるのではなく，…のように考えたらいかがですか」と押しつけるのではなく，「このように考えていることに気づけましたね。自分ではこの考えをどのように思いますか？」，「別の観点からみてみるといかがでしょう？」といった，気づきを促すような働きかけをするべきである。

　そして，治療場面で適応的な思考に気づくことができれば，それをより実践

できるように促していく。夜に食事を摂る際にコラム法をつけてもらえれば、認知のパターンを修正するためには大いに有用である。また、その場で行うことが困難でも、1日の終わりに記録してもらい、翌日に向けて建直しを図ることも意味がある。

また前述の例では、「次から頑張ればいいや」といった先延ばしの思考が出てくることも少なくないだろう。これはある種の回避的思考・行動であり、優先的に取り組まなければいけない思考の1つである。たとえば間食をしたくなったときに出てくるその思考を"かんしょ君"や"のばしん坊"などと名づけて、「ああまた出てきたな」とパターンとしてとらえ、修正を図るようにするのである。

② 行動的アプローチ

モニタリングをとおして、行動のパターンも同時に浮かび上がってくる。朝食を摂っていないときに間食をしやすい、運動をしたあとに食事量が増加する、飲酒時に喫煙量が増えるなどは、よくみられる傾向である（図5）。このような特徴がつかめた場合には、目標を大・中・小に分けて定め、それに基づいた行動計画を立てていく。

大目標とは、体重を減少させる、といった長期的な目標である。そして、食事量を1日1,500 kcalに減少させる、活動量を現在の1.5倍にするなど具体的な短期目標が中目標となり、さらにより日常的な行動、たとえば食事のカロリー計算をして記録する、自動車通勤を自転車と公共交通機関に替える、などといったものが小目標となる。

そして目標に基づき、問題解決的な思考で具体的な行動を決定していく。たとえば週に3回、自宅から駅までを早足で歩いてみる、バナナ1本でもよいからしっかり毎日朝食を摂る、などである。その際、いかに協働的に目標や行動計画を立てられるかは重要である。治療者が一方的に決めるものではなく、互いにブレインストーミングとしてアイデアを出し合い、患者の発想を尊重して生かしていく必要がある。

具体的な行動には、前述の生活習慣そのものを変化させること以外にも、いくつかの異なる方法が挙げられる。その1つは代替行動であり、間食を摂りた

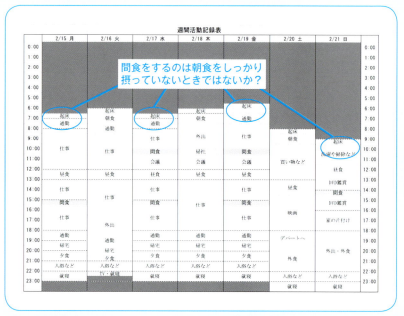

図5 活動記録の1例
　モニタリングをとおして，認知や行動のパターンがみられることがある。この例でいえば，朝食を摂らないという行動のあとに間食が多いという傾向が浮かび上がってくる。

(筆者作成)

くなったときにガムを噛んだり，SNSでつぶやいたり，あるいは横になりたくなったときに窓を開けて外気を取り入れる，シャワーを浴びる，などが該当する。特に，問題行動の引き金が明らかな場合には，その引き金となる事象が生じないように生活習慣を変えるだけではなく，事象が起きた際，即座に代替行動をとることもポイントである。

　これら行動的アプローチでは，目標に基づいた実験的な行動変容をとおして，認知や気分に変化が生じていることを確認するのが望ましいだろう。行動実験を，"しなければならない"という課題とするのではなく，気分や身体反応がどのように変化するかいっしょに検証する材料として位置づけるのである。行動が変容しても，体重や血圧などの数値化した身体変化がすぐに現われるわけではな

い。必ず行わなければいけないものとして課してしまうと，苦痛が高まり，脱落が多くなってしまう。しかし，行動を変化させる実験を行った結果，充実感や達成感といった気分の変化により，体が楽になる，心地よい疲労を感じ，身体面の改善が現われれば，患者自ら継続する意識をもつことにつながり，正の強化因子となる。

③ 持続・習慣化

ここまでの段階では，意識せずに行ってきた認知や行動のパターンの存在に気づき，そのパターンを変化させるためのスキルの習得に取り組んできた。そしてそのスキルを持続的に活用することで，変化したパターンを意識せずに実行できるように習慣化し，定着させていくことが最後のステップとなる。

認知的アプローチにおいては，繰り返し同様な状況を抽出し，その都度修正を反復することで，まるで治水工事で川の流れを変えるように，これまでと異なる分流を作り，思考の流れを変えていく。さらに自らが陥りやすい認知のパターンを認識することも肝要である。繰り返し行ってきた認知再構成を俯瞰することで，出現する自動思考にパターンがないかを検証し，非適応的な思考へと至る流れをせきとめるのである。

行動的アプローチにおいては，スケジュールを立て，習慣化していく。日常生活のなかでごく自然に適切な行動へ移れるよう，生活習慣を変化させた計画を立て実行していく。

3 　認知行動療法の効果を維持するために

ひととおりのスキルについて説明し，学習してもらうことは，多くの患者において不可能ではない。問題は，そのスキルを実践し定着させる第三段階と，生活習慣が改善した場合にその状態を長期に安定化させる維持期である。

維持期において，本人を取り巻く環境の変化や社会的ストレスの増加，対人関係上の問題，治療者との信頼関係，経済的理由など，多様な原因で治療からの脱落がみられる。これらの阻害要因を特定し，対処するのはもちろん重要で

ある。その際に，最終的な目標をどこに設定するかも検討しなければならない。生活習慣病の認知行動療法では，健康的な生活へ至ることと同時に，患者自らが人生をコントロールしている感覚を取り戻し，自尊心を回復させることも1つの命題である。そのために，理想的な認知や行動といった高い目標ではなく，現実的な設定を行い，その状況を受容できるように支援していくことも大切である。続けるべき習慣が行えているか，また出現したら注意が必要な行動や認知を，定期的にモニタリングしていくことが求められるが，長期的にはモニタリングも終結し，より自然なかたちで日常生活が送れるようにするのが望ましいだろう。

　そして，治療者は可能な限り，ポジティブ・フィードバックを意識するべきである。医療者は，どうしても"欠点探し"となることが少なくない。本人の努力を讃え，意見を尊重する姿勢を持ち続けることは，患者との良好な関係を構築し，治療の継続とその先にある自立・自律というゴールに辿り着くために不可欠である。

（菊地 俊暁）

Chapter 6 生活習慣病に対するアクセプタンス & コミットメント・セラピー

1 なぜ生活習慣の改善を維持できないのだろうか

　糖尿病や肥満などの生活習慣病の治療では，薬を飲むだけではなく，食事や運動など，患者が主体的に取り組まなければならない課題がある。一般的には，口頭による情報提供や，病気の深刻さを訴えるという「脅し戦略」がとられることが多いが，単なる情報提供や脅しでは，行動変容は難しい。

　そこで，心理療法的介入の必要性が広く認められるようになり，主に行動療法（behavior therapy：BT）や認知行動療法（cognitive behavioral therapy：CBT）の効果検討が行われてきた。その結果，BT・CBT の短期的効果は示されてきたが，長期的効果は十分に示されていない。たとえば，肥満患者に対する CBT のランダム化比較試験（randomized controlled trial：RCT）において，介入後しばらくは効果がみられても，3 年を経過すると，その効果は維持されないことが示されている[1]。

自分らしい生き方を追求し，生活習慣を再構築する

　なぜ生活習慣の改善を維持できないのだろうか。シンプルに考えれば，糖尿病や肥満などの生活習慣病自体の自覚症状が乏しいうえに，体重減少などの目標を達成した瞬間から得られる手応えも少なくなり，努力して生活習慣の改善を続けても効果を実感しにくいからだろう。人間の行動傾向として，短期的な満足感が得られない行動は徐々に起きなくなるので，もともとの生活習慣に戻ってしまう。

　それでは，どのようにすればよいのだろうか。この問題を解決するためには，単に生活習慣の改善を目標とするのではなく，自分らしい生き方を追求していくなかで，「結果的に」食事管理や運動が促進されるような生活習慣を再構築していく必要があると考えられる。アクセプタンス & コミットメント・セラピー

（acceptance and commitment therapy：ACT）[2] は，まさにそのような援助技法なのである。

2 アクセプタンス & コミットメント・セラピー

　ACT は新世代の認知行動療法とよばれており，アクセプタンス，マインドフルネス，価値の明確化の手続きにより，不快な思考や感情をありのままに体験することでそれらの影響力を減じながら，あくまでも自分らしい生き方を追求していくことが目的となり，その結果として生活習慣の改善が図られるというのが特徴的である。BT・CBT では，不快な思考や感情をうまくコントロールすることで，生活習慣の改善を図ることを目的としてきたため，そのような意味では，全く異なるアプローチといえる。

　以下に，アクセプタンス，マインドフルネス，価値の明確化の手続きをみていきたい。

1）アクセプタンス

　アクセプタンスの手続きでは，自分でコントロールできないもの（不快な思考や感情）とコントロールできるもの（自分自身の行動）があることを理解してもらい，不快な思考や感情をコントロールするのではなく，ありのままに体験することが目的となる。たとえば，肥満患者の場合では，コントロールできないものとして，減量に伴う不快な思考や感情（空腹感，食べたいという強い衝動，食べすぎたこと，運動しないことへの言い訳，不安や悲しみ，疲れた気持ちなど），外的な環境（高カロリーの食べものを売っている店，自動車などの交通手段，エレベーター，エスカレーターなど）がある。

　一方，コントロールできるものとして，自己管理行動（体重を記録する，食事計画を立てる，身のまわりに高カロリーの食べものを置かないようにする，規則正しく食べる，ゆっくり時間をかけて食べるなど）がある。

　思考や感情をコントロールしようとすることの難しさを体験的に理解しても

らうため、「シロクマのエクササイズ」などが行われる。このエクササイズでは、「これから１分間、シロクマについて絶対に考えないようにしてください。シロクマという言葉、イメージを一瞬でも考えてはいけません」と教示して、さまざまな方法でシロクマを思い浮かべないように努力してもらう。そのようにすると、多くの患者は、気をそらしたり、別のことを考えようとしたりするが、ふとした瞬間にシロクマの姿が頭に浮かんでしまうという体験をする。このシロクマは思考や感情の性質を表しており、実際には思考や感情をコントロールすることが難しく、コントロールしようとするほど、余計に気になってしまうことを体験してもらう。

　一方、患者のなかには、うまく気をそらしたり別のことを考えることで、シロクマの姿が浮かんでこなかったと報告する者もいる。そのような患者には、「気をそらしたり別のことを考えるのは、たいへんではなかったですか？」と尋ねると、「頑張りました、疲れましたね」と答えることが多い。さらに、「今は１分間でしたが、これをずっと続けていけそうですか？」と尋ねると、「それは難しいと思います」と答えることが多い。これらのやりとりをとおして、やはり思考や感情をコントロールすることが難しいことを体験してもらう。つまり、減量がうまくできないのは、患者の意志が弱いのではなく、減量に伴う不快な思考や感情をコントロールすることが非現実的であり、むしろ自らの手でさらなる苦痛を作り出してしまっていることで、減量に向き合えない状態が生じてしまうことが問題であると気づいてもらう（図１）[3]。そこで、減量に伴う不快な思考や感情をありのままに体験することで、それらの影響を最小限にとどめながら、自分らしい生き方に向かうために、自己管理行動を選ぶことができることが共有される。

2) マインドフルネス

　マインドフルネスの手続きでは、「今、この瞬間」に気づきを向けて、そのときの状況（思考や感情を含む）を観察することが目的となる。だれしも経験があるのではないかと思うが、われわれには意識しなければ、生活のなかで繰り

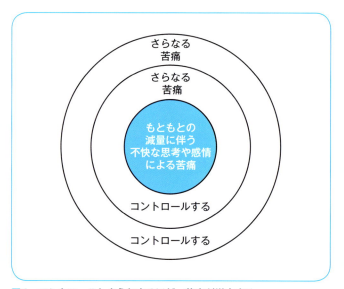

図1　コントロールしようとするほど，苦痛が増大する
　もともとの減量に伴う不快な思考や感情をコントロールしようとするほど，苦痛が増大して減量に向き合えなくなる。

（文献3より引用改変）

返してしまう行動パターンがある。たとえば，いつの間にか菓子を食べすぎてしまっていたことはないだろうか。

　実は，このような行動パターンは直前の状況や短期的によい結果の影響を強く受けていることが多い。そこで，食べる前の状況に気づきを向けてみると，目の前に菓子が置いてあるときや，疲れた気持ちがあるときに起きやすいことなどがわかる。短期的な満足感ではなく，長期的なビジョン（自分らしい生き方）を選択するための余地をもつためには，「今，この瞬間」に気づきを向けて，そのときの状況（思考や感情を含む）を観察することの大切さを理解してもらう。

　「今，この瞬間」に気づきを向けることを体験的に理解してもらうため，「マインドフル・イーティング」などが行われる。このエクササイズでは，食べる前の状況（思考や感情を含む）に気づきを向けるとともに，瞬間ごとの食べものの味や食感，そして腹の感覚などにも気づきを向けるようにしてもらう。味を

Chapter 6 生活習慣病に対するアクセプタンス＆コミットメント・セラピー

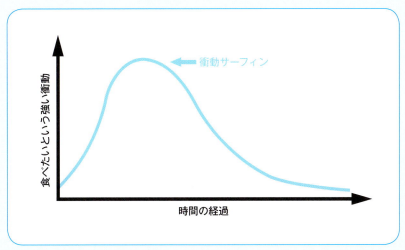

図2　時間経過に伴う衝動の変化
　食べたいという強い衝動を観察することで，それが一時的なものであり，やがて落ち着いていくことが理解できるようになる。

（文献4をもとに筆者作成）

　含めた，食事に関するさまざまな感覚に気づきを向けることで，より食事を楽しむことができ，さらに，満腹感への気づきが高まることで，少量での満足感がもたらされる。また，「衝動サーフィン」なども行われる。これは，食べたいという強い衝動を感じた際に，以下の4ステップを踏むようにする。ステップ1では，「私には今，○○という考えや感情がある…」と，自分のなかの体験を言葉にする。ステップ2では，身体のどこに，どのような感覚があるのかに気づきを向ける。ステップ3では，思考や感情，身体感覚をコントロールしないで，それらを「悪いもの」として扱わず，ありのままを体験する。ステップ4では，思考や感情，身体感覚が強まり，ピークに達し，徐々に収まっていくプロセスを観察しながら，その強度を1から10の間で点数づけしてみる。
　観察を続けることで，その強度が強まっているのか，ピークに達しているのか，それとも収まっているのかに気づいていく。その結果，どのような状況で食べたいという強い衝動が高まるのか，高まったとしてもそれは一時的なものであり，やがて落ち着いていくことが理解できるようになる（図2）[4]。

3）価値の明確化

　価値の明確化の手続きでは，自分にとって大切な方や事柄についての理解を深め，自らにとっての価値とは何かと言葉にしてみる。

　ACTにおける「価値」とは，短期的な満足感ではなく，長期的な満足感が最も大きくなるような人生の方向性を意味している。これは言い換えれば，「自分らしい生き方」といえるだろう。そのため，それが本当に自らにとっての価値であるのか否かは，実際にその価値に向かって行動してみなければわからない。「価値」は，いわゆる「価値観」と誤解されやすいが，単なる考え方や判断基準ではなく，実際に行動した結果を強調している点が異なっている。そして，自らの価値を追求していくなかで，「結果的に」生活習慣の改善が促進されるような工夫をしていくことが目的となる。たとえば，「人との出会いを楽しみたい」という価値をもっている患者であれば，その価値に向かうために，散歩同好会などに参加する。他者との出会いを楽しみながら日常の運動量を増やすことを図ることで，運動が継続しやすくなることを目指す。

　価値の性質を理解してもらうため，「コンパスのメタファー」などが用いられる。このメタファーでは，価値をコンパスに見立てる。コンパスがあれば方角がわかるので，道に迷いそうなときでも，向かっている方向と一致しているか否かという感覚が得られ，向かうべきところへ進んでいけることを理解してもらう。そして，価値を明確化するため，「お葬式のメタファー」などが用いられる。このメタファーでは，最初に「もしあなたが今死んだとしたら，集まってくれた方々はあなたのことを何というでしょう？」と患者に尋ねる。そして，次に「今度は，もう何十年か生きたあとで亡くなるとします。そのお葬式で，あなたは，集まってくれたみんなに自分のことを何といってほしいと思いますか？」と尋ねることで，自分にとって大切な方や事柄を本音で言葉にできるようにしていく。

Chapter 6	生活習慣病に対する アクセプタンス & コミットメント・セラピー

3 行動療法・認知行動療法と
アクセプタンス & コミットメント・セラピーの共通点と相違点

　これまでみてきたように，ACT では，アクセプタンス，マインドフルネス，価値の明確化の手続きが重視されているが，BT や CBT のアプローチと組み合わせて使用される場合もある。BT・CBT と ACT の共通点と，相違点をまとめると，以下のようになる。

1) 共通して用いられるアプローチ

- ◆ 栄養情報やカロリー摂取，運動に関するガイドラインの紹介
- ◆ 具体的な目標の設定（漠然と「体重を増やさない」ではなく，具体的に「夕食以降は茶を飲む」など）
- ◆ セルフモニタリング（毎食のカロリー摂取量や身体活動量を記録するなど）
- ◆ 統制法（高カロリー食品を家に置かないようにするなど）
- ◆ 行動分析（食行動や運動にかかわる心理社会的要因を同定するなど）
- ◆ 再発防止訓練（体重が 2kg 増加したら食事記録を再開するなど）
- ◆ 問題解決技法（適切な食行動を阻害している要因に対する解決策を打ち立てるなど）
- ◆ ソーシャルサポート（協力者からポジティブフィードバックをしてもらうなど）

2) 行動療法・認知行動療法に特有のアプローチ

- ◆ コントロール方略（不快な思考や感情からうまく気をそらしたり別のことを考える）
- ◆ 認知の歪みの同定（中間のない全か無かの完璧主義的思考「完全に減量をやり遂げられないならば，最初からしないほうがよい」などを確認する）
- ◆ 認知再構成（状況を記録しながら，完璧主義的思考以外に，別の考え方はできないか考える）

3）アクセプタンス & コミットメント・セラピーに特有のアプローチ

◆ アクセプタンス（不快な思考や感情をコントロールしようとするのではなく，ありのままに体験する）

◆ マインドフルネス〔「今，この瞬間」に気づきを向けて，そのときの状況（思考や感情を含む）を観察する〕

◆ 価値の明確化（自分にとって大切な方や事柄についての理解を深め，その価値を追求していくなかで，「結果的に」生活習慣の改善が促進されるようにする）

4 生活習慣病領域における アクセプタンス & コミットメント・セラピーの研究紹介

Forman ほかは，肥満者を対象として，ACT の要素を取り入れた認知行動療法を行う群（ACT 群，N = 100）と，標準的な認知行動療法の介入を行う群（CBT 群，N = 90）とに振り分け，RCT を実施した[4]。

両群において，共通して用いられるアプローチが実施され，CBT 群では，BT・CBT に特有のアプローチ，ACT 群では，ACT に特有のアプローチが重視された。各群の介入前の平均 BMI（SD）は，ACT 群では 36.50（5.41），CBT 群では 37.40（6.21）であり，両群に有意差はみられなかった。

各群では，全 25 回の集団介入が行われた。各セッションは 75 分間であり，16 回までは毎週，その後の 5 回は隔週，さらにそのあとの 2 回は 1 カ月に 1 回，最後の 2 回は 2 カ月に 1 回であった。その結果，介入開始から 6 カ月の時点で，ACT 群のほうが CBT 群と比較して有意に体重が減少しており，介入開始から 12 カ月の時点で，その傾向はより顕著になっていることが示された。

さらに，CBT 群では，減少した体重が戻りつつあるが，ACT 群では，減少した体重が維持される傾向がみられていた（図 3）[5]。

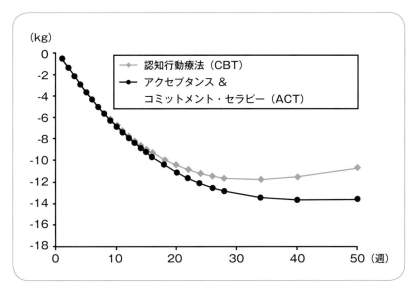

図3　セッションごとの体重変化
　ACT群のほうがCBT群よりも有意に体重減少があり，40週後以降CBT群では減少した体重が戻りつつあるが，ACT群では減少した体重が維持される傾向がみられていた。
(文献5より引用改変)

5　まとめ

　本章では，生活習慣の改善を維持することの難しさについて整理し，単に生活習慣の改善を目標とするのではなく，自分らしい生き方を追求していくなかで，「結果的に」食事管理や運動が促進されるような生活習慣を再構築していくことの必要性が述べられた。そして，ACTでは，アクセプタンス，マインドフルネス，価値の明確化の手続きにより，そのプロセスを援助していくことが述べられた。ACTは比較的新しい援助技法であるため，長期的効果の検討には不十分な点も残されているが，生活の質を維持・向上させながら生活習慣を再構築していくという視点は，生活習慣病の援助に必要なものであると思われる。

（齋藤 順一，熊野 宏昭）

文献

1) Cooper Z, Doll HA, Hawker DM, et al : Testing a new cognitive behavioural treatment for obesity : A randomized controlled trial with three-year follow-up. Behav Res Ther **48** : 706-713, 2010

2) スティーブン・C・ヘイズ, カーク・D・ストローサル, ケリー・G・ウィルソン・アクセプタンス & コミットメント・セラピー（ACT）第2版, マインドフルな変化のためのプロセスと実践(武藤崇, 三田村仰, 大月友監訳). 640p. 星和書店, 東京, 2014

3) スティーブン・C・ヘイズ, スペンサー・スミス：ACT（アクセプタンス & コミットメント・セラピー)をはじめる セルフヘルプのためのワークブック(武藤崇, 原井宏明, 吉岡晶子ほか監訳). 344p. 星和書店. 東京, 2010

4) Forman EM, Butryn ML : Effective weight loss : An acceptance-based behaiveral approach, clinician guide. 304p. Oxford University Press, Oxford, 2016

5) Forman EM, Butryn ML, Manasse SM, et al : Acceptance based versus standard behavioral treatment for obesity : Results from the mind your health randomized controlled trial. Obesity (Silver Spring) **24** : 2050-2056, 2016

Chapter 7 生活習慣改善への マインドフルネスの適用

1 生活習慣病（心身症）へのマインドフルネスの適用

身体と心は密接につながり「身心一如」の関係にある。

そのような意味において，現代のストレスフルな社会では，生活習慣病を含む多くの身体症状や疾患が，その発症や経過に心理社会的因子が深くかかわっている心身症といえる。

精神的疲労や過労，偏った食生活，運動不足，喫煙や飲酒など不適応な生活の積み重ねは，糖尿病を始めとした多岐にわたる生活習慣病を引き起こし，健康長寿の最大の阻害要因になっている。

生活習慣病の予防や生活改善には，患者のセルフケア能力を養うことが必要である[1]。そのためには，日常のさまざまな状況において内的・外的刺激により，無意識に繰り返されている不適応な生活習慣のプロセスにおける，自己の身心の状態に気づけるか否かが鍵になる。

マインドフルネスは，「今，この瞬間」に注意をとどめ，生じている身心の状態に対して評価にとらわれず，優しく好奇心をもって観察し，受容する心の平静さを育む。その心の有り様は，患者自身が自動操縦的に繰り返している認知的・行動的反応の瞬間に気づいて，ありのままを観察し適切な対応を選択していくセルフケア能力を高めることが期待される。

本章では，マインドフルネスの臨床への適用，マインドフルネスストレス低減法と効果の機序，および不適応な食習慣へのマインドフルネスのアプローチについて紹介する。

2 マインドフルネスの臨床への適用

マインドフルネスは，東南アジアのテーラワーダ（上座部）仏教で悟りを開く

ために用いられた瞑想法の英訳である。

その臨床化に大きく貢献したのはジョン・カバット・ジン（以下，Kabat-Zinn J）であり，彼は自らのマインドフルネス瞑想の体験から，生老病死に苦しむ方々が多く集まる病院にこそ必要であると考え，非宗教的な補完的療法としてマインドフルネスストレス低減法（mindfulness-based stress reduction：MBSR）を開発した[2]。

1979年に米国のマサチューセッツ大学医学部において，医療から見離されていた慢性疼痛患者を対象に初めて施行され，臨床的エビデンスを報告した[3]。それ以降，MBSRは特定の疾患に限定されない幅広い領域の疾患での有用性が報告されてきた。

なかでもCarlson[4]は，ランダム化比較試験（randomized controlled trial：RCT）等の適切な試験デザインを用いた試験結果に基づき，がん，慢性疼痛，線維筋痛症，関節リウマチ，一部の心血管疾患，糖尿病，HIV/AIDS，過敏性腸症候群，臓器移植等での効果を報告している。また，精神・心理面やQOL（quality of life）の指標におけるプログラム直後の効果に加え，持続効果，バイオマーカーに対する効果を示唆する報告もある。がん，循環器疾患，慢性疼痛，精神症状などを対象にしたRCTのメタ解析では，MBSR，マインドフルネス認知療法（mindfulness-based cognitive therapy：MBCT）の両者が，通常の治療群や待機統制群と比較して，抑うつ，不安，ストレス，QOL，身体機能において有意な効果を示した[5]。

また生活習慣へのマインドフルネスのトレーニングにより，禁煙率が認知的戦略によるプログラムの5倍であったことや[6]，肥満女性の過食行動が40%近く有意に減少したことが報告されている[7]。

3 マインドフルネスストレス低減法 [8〜10]

MBSRは，「明確に定義・体系立てられた患者中心の教育的アプローチ」であり，マインドフルネスの比較的集中的なトレーニングをコアとする。参加者は

Chapter 7 生活習慣改善へのマインドフルネスの適用

セルフケア,およびより健康で適応度の高い生活を送るための方法を学ぶ。

8週間にわたり,毎週2時間半のテーマに沿ったセッション,および6回後の終日プログラム(約7時間)による全9セッションをグループ形式で行う。プログラム参加中は,最低45分の自宅実習および日常のプラクティスを実践し,さまざまな生活場面にマインドフルネスを融合させていく。

Kabat-Zinn Jは,マインドフルネスを「意図的に,今,この瞬間に,価値判断にとらわれることなく注意を向けることで生じる気づき」と操作上定義しており,MBSRでは,呼吸や身体を活用した正式なプラクティス(ボディスキャン,静坐瞑想,ヨーガ,歩行瞑想)を段階的に実践していき,「今,この瞬間」に生起している経験に注意をとどめる集中力と,身心の状態をありのままに観察し,受容する心の平静さを育んでいく。MBSR講師は,適宜フィードバックや教示を行いながら参加者の学びをサポートする。

また,マインドフルネスの実践とともに,物事の受けとめ方,心身医学的観点からストレス理論やコーピング,対人コミュニケーションなどについて自己の心理的傾向や行動パターンを振り返る。自己の体験や気づきを言葉にして守秘義務が守られた安心できる場で,共有することは,自分自身のみならず他の参加者の理解の深まりや新たな気づきとなり,参加者間の相互理解やつながりが醸成されることを講師として筆者もしばしば実感する。

4 マインドフルネスの効果の機序 [11, 12]

マインドフルネスの脳科学研究は,成人の脳も機能的・構造的に変化するという神経可塑性の知見の積み重ねを背景に増加した。

マインドフルネスの実践により,① 注意制御(attention control),② 身体知覚(body awareness),③ 情動調整(emotion regulation),④ 自己概念(concept of self)の4つの心理過程が変化し(図1)[12],相互作用して自己制御力を高めると考えられている。以下,それぞれ概要を説明する。

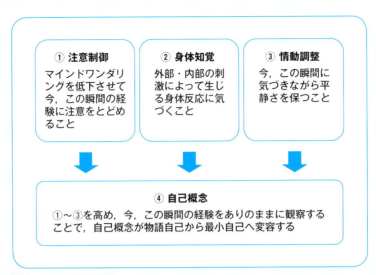

図1 4つの心理過程
マインドフルネスの実践によって、4つの心理過程が起こり、これらの相互作用によって自己制御力が高められると考えられている。

(文献12より引用改変)

1) 注意制御

　注意の制御は、マインドフルネスのほかの3つの効果の基盤になる。現代の複雑化した情報社会は、あふれる情報に注意が奪われやすく、自己の身心の状態に落ち着いて向き合う機会をもつことが難しい。

　MBSRでは「今、この瞬間」に常にここにあり、注意を向けやすく物理的に感覚を得やすい呼吸や身体を活用して、注意・集中力を高める集中瞑想から始める。実際に始めてみると、注意を対象にとどめておくことがいかに難しいかが実感され、「意馬心猿」と昔からのたとえにあるように、心はさまよう性質のものであることを体験的に理解する。プラクティスでは、注意が対象からそれても、心の性質として責めることなく、優しく注意をもとの対象に戻すことを繰り返し練習して集中力を高めていく。

　その後、注意対象の領域を段階的に拡げていき、洞察瞑想のプラクティスでは、「今の瞬間」に生じている身体感覚・思考・感情などに気づいて、それらの経

Chapter 7 生活習慣改善へのマインドフルネスの適用

験に対する快や不快などの自己の価値判断にとらわれず,好奇心をもって落ち着いてありのままに観察し,ありのままを受け入れる心の平静さと柔軟性を養っていく。

2) 身体知覚

MBSRでは,ボディスキャンや静坐瞑想など静止した姿勢や呼吸の営みに伴う感覚,ヨーガや歩行瞑想など動作に伴う感覚に注意を向けるプラクティスを行い,身体知覚の能力を高めていく。

静坐瞑想では,下半身を安定させ,上半身は背骨がまっすぐ伸びて頭がバランスよく保たれてリラックスした状態で座る。この姿勢をとるだけで身心が落ち着いてくることが体験されるが,実際に心拍変動の増加,特に副交感神経系の活性化が報告されている[13]。

呼吸を観察する際には,呼吸について概念的に考えるのではなく,瞬間ごとの自然な呼吸の営みがどのように感覚的に経験されるかに注意を集中する。呼吸は常にともにあり,注意を戻せるよりどころとなるとともに,身心の状態に伴って変化するため身心の状態が把握しやすくなる。

身体知覚の低下した状態は心身症患者の特徴の1つであり,わが国の心身医学の創始者である池見酉次郎が,アレキシソミア(alexisomia;失体感症)[14]と概念化した。身体知覚の低下は,外的・内的刺激による身体の状態や感覚に気づきにくく,適切な対処行動に至らないため重篤な状態に陥る危険性を伴う。また,反対に身体知覚の正確性を欠いた状態として,身体症状を過剰に感じてしまう身体感覚増幅傾向も認められる。

生体は,外的な刺激の知覚に加えて,内臓や自律神経系,液性因子などの身体内部状態に関する情報を脳で知覚しており(interoception;内受容感覚),この内受容感覚への気づき(interoceptive awareness)が特に重要[15]であり,その障害がアレキシソミアと考えられている[16]。

MBSRでは,身体の声を聴きながらヨーガを行う[17]。ゆっくりとした動きに注意を向け,呼吸を合わせて緊張と弛緩を繰り返す動作は,身体感覚を得やす

く，心身両面を調和し強化する。また，感覚との関係性において，マインドフルネスでは，快や不快という評価によって感覚そのものを調節して変えようとせず，ありのままの感覚を受容し観察するという感覚に対する態度を変えていく。そのため，症状に対する認知的評価や増幅された感覚から，実際の感覚に好奇心をもって注意を向けモニタリングすることが可能になり，身体知覚能力が高まり，内受容感覚の正確性を増す[15]。

内受容感覚は，自己の情動状態および感情（や意識）の生成の基礎を構築していると考えられていることから，情動の把握および適切な調整への準備になる。

3）情動調整

心理社会的ストレスは，自律神経系・内分泌系・免疫系を介して心身のストレス反応を起こす。生体の恒常性の維持に不可欠なストレス反応も，その慢性化は高血圧・糖尿病を含む全身性の生活習慣病などを引き起こす誘因となる。自律神経系や内分泌系の統合中枢として恒常性維持機能をもつ大脳辺縁系は，本能や情動機能，内受容感覚にも関与するため，身心が密接につながっていることの生理学的根拠となり[18]，情動調整の重要性が強調される。

情動調整のためには，まず自身の感情を起こすもととなる身体や脳の状態である情動に気づいて，感情として自覚できるかが重要になる。

情動への気づき（意識化）のみでも，自律神経の迷走神経（副交感神経）の機能を賦活して情動調整を促進し[19]，さらに自己の情動や感情状態に気づいて言葉にすることは，脳内の情動反応の中枢と考えられている扁桃体の反応を低下させる[20]。この感情の同定から言語化という一連の認知処理は，ある一定のストレスの発散作用を果たしており[21]，それが困難で身体症状として現れるのが，アレキシサイミア（alexithymia；失感情症）[22]で心身症患者の特徴の1つである。

マインドフルネスのプラクティスにより，情動を引き起こすストレッサーや情動反応から注意をそらしたり，抑圧や評価による意図的なトップダウンによる制御ではなく，生じている今，この瞬間の身体感覚・思考・感情に対して好奇

Chapter 7 生活習慣改善へのマインドフルネスの適用

心をもって，価値判断にとらわれず，受容的な注意を向けてありのままに観察する心の有り様を育む。

否定的な思いや嫌悪感情を抑圧・回避するために，生じた不適応な生活習慣の場合は，初めは抵抗を感じるかもしれないが，マインドフルネスのプラクティスを継続しているうちに，思考や感情は常に変化し，生じては消えていくつかの間の心的現象にすぎないことを体験的に理解するようになる。そうすると，それらから一定の心的距離を置いて客観的に眺める平静さが育まれ，感情的反応の高まりが速やかに低下し落ち着いてくることが実感される[23]。

マインドフルネスの実践は，ストレッサーによって無意識に繰り返されてきた不適応な認知的・感情的習慣のプロセスにおける自己のありのままの身心の状態への気づきを生み，不適応な習慣を柔軟に変容させる体験的理解によるボトムアップの制御である。

4）自己概念の変化

マインドフルネスの実践は，固定した自己概念を見直す機会を提供する。

自己概念には，過去から未来におよび首尾一貫した永続的な自己があるとする物語的自己（narrative self）と，今，この瞬間に生じている経験から形成される身体的で即時的な自己と考える最小自己（minimal self）がある。

伝統的な仏教では，物語的自己が存在していないにもかかわらず，永続的に存在すると思い込んで，自己に執着することが精神的な苦しみを生むと考えられている。

マインドフルネスのプラクティスにより，注意制御能力・身体知覚能力・情動調整能力が高まると，今，この瞬間に生じている身体感覚や思考，感情に対し距離を置いて認知（メタ認知）し，ありのままに観察ができるようになる。

自己が状況に応じて，常時変化する存在であることが体験的に理解されるようになると，自己と体験を同一化させないかかわり方により，周囲の出来事に対して感情的に巻き込まれず，客観的に観察する脱中心化（decentering）の態度が育まれる。また，自己の体験についてだけではなく，他者に対してもあり

のままに平穏かつ即時的に理解・尊重する態度が養われる[24]。

5 不適応な食習慣へのマインドフルネスのアプローチ[25]

次に，不適応な食習慣に対するマインドフルネスのアプローチを紹介する。

食に関する情報があふれ，入手も容易な現代の食環境において，食行動が生理的な空腹感によるものであるか，それとも外的刺激や感情的ストレスによるものかの区別がつきにくく，不適応な食行動に陥りやすい。

MBSR では，初回にマインドフルに食べるプラクティスを行う。

1粒のレーズンを五感の1つひとつに注意を集中しながら，色，かたち，香り，音，味覚，触感を丁寧に観察し味わうプロセスでさまざまな気づきが生まれ，日ごろ，無造作に口に入れていた食べもののとらえ方や食行動そのものが変容する機会になる。

不適応な食習慣への対応には，現代の食環境が人間の生態と相互作用して"報酬に基づく食行動"を習慣化させるプロセスを理解しておくことが重要になる。マインドフルネスのアプローチは，そのプロセスの体験的理解をとおして，従来とは異なる方向性により，本来の健康的な食事のあり方を取り戻すことを促進する。

1）報酬に基づく食行動と習慣の輪

おいしい食べものを食べて気分がよくなった体験は記憶され，次にまた同じ行動が促される。また，ある食べものを食べて悲しみや不安が軽減された体験は，同じ状況で同じ行動を促す。このようにして行動による結果（報酬）が学習され習慣化されていく。

食に関する外的刺激があふれた環境では，精神的ストレスは食への"渇望"の引き金となりやすい。否定的感情から一時的に気を紛らわせる食行動が習慣化すると，生理的空腹感と，感情が引き起こす空腹感との違いを認識する能力が低下する。生体の恒常性維持のための生理的空腹感からではなく，報酬に基

Chapter 7 　生活習慣改善へのマインドフルネスの適用

づいた食行動（reward-based eating）の習慣の輪（habit loop）が形成され，さまざまな生活習慣病の誘因となる．

2）"習慣の輪"に対するマインドフルネスのトレーニング： 3つのステップ

マインドフルネスのアプローチは，報酬に基づく食習慣の輪の形成過程における主たる要因である"渇望（craving）"をターゲットにする．スマートフォン用に開発されたマインドフル・イーティング・プログラムでは，不適応な食行動への気づきから真の報酬を見直して，無理なく健康的な食行動へ導くための3つのステップを実践する．以下，各ステップの概要を示す．

① ステップ1：気づきを高める
——みることができないものを変えることはできない

不適応な食習慣に気づくためには，習慣の輪が形成されるメカニズムを理解することが必要である．「抑圧された怒りや自己批判が食行動に現れていた」など，その誘因や行動を認知することが重要である．

② ステップ2：結果の検討——習慣の真の"報酬"を見直す

行動による報酬をはっきりと認識する．つらい感情を避けるための不適応な食行動により自己嫌悪を繰り返している場合，マインドフルネスの実践によって，培われた価値判断にとらわれず，受容的に注意を向ける態度が活かされる．

否定的感情も含めてすべての体験過程に好奇心をもって，ありのままに観察し体験することにより，習慣の輪の全貌が明らかになる．「渇望は満たされても，問題解決にならない．かえって気分を悪化させる」など，不適応な食行動による身体感覚や感情に気づき，真の報酬を見直すきっかけになる．ここで重要なことは，知的な理解からではなく自らの体験から生じた気づきによることである．マインドフルに食べる体験は味わい深く，生理的な空腹や満腹のサインに基づいた本来の食行動へと無理なく変容し，またそれを持続させる可能性を高める．

③ ステップ3：自由な選択——直感的なセルフケアをサポートする

食行動の体験に基づいて具体的に選択する能力を高める．自らの体験をとお

Recognize the craving（渇望を認める）

Allow it to exist（渇望をそのままにしておく）

Investigate what it feels like in the body
（渇望による身体感覚を探索する）

Note the associated physical sensations from moment to
moment（瞬間ごとの渇望に関係する身体感覚に注意をとどめる）

図2 食行動の瞬間に実践できる実用的なツール（RAIN）
認知的な抑圧・回避をせず，身体感覚と渇望の関係についてありのままを詳細に探索することをサポートする。

（筆者作成）

して行動と報酬のつながりに気づくことは，セルフケアの方法を無理なく"直感的"に選択する能力を高める（図2）。

　「〜するべき」など知識によるダイエット法は，セルフコントロールの失敗による自己嫌悪から不適応な食習慣へと逆戻りしやすい。自己を思いやる（self-compassion）あり方が大切であり，マインドフルネスのプラクティスでは慈悲の瞑想（loving-kindness）も行い，自己への思いやりを育む。このようにして自己批判からではなく，好奇心をもった受容的観察により直感的なセルフケアのあり方を促し，健康的な食行動への改善の持続的な変化をもたらす。

6 まとめ

　マインドフルネスのアプローチは，自己の身心の状態をありのままに観察し受容する平静な心を培うことから，不適応な生活習慣における体験に患者自らが気づいて適切に対応するセルフケアの力を育む。自己効力感が高まることから他の生活習慣の改善への可能性を開き，患者が病を抱えながらもセルフケアを行いながら，よりよく日々を生きることをサポートする。

また，医療者自らがマインドフルネスの実践を積んでおくことは，患者との関係性を良好に保ち，患者のセルフケアの能力を高めることを助ける。生活習慣改善へのマインドフルネスの適用は，患者中心の教育的アプローチとして今後の役割が期待される。

（山本 和美）

文献

1) 中井吉英：全人的医療における生活習慣と病気．p106-114，全人的医療入門，医療に関するすべての人のために，中山書店，東京，2013
2) Kabat-Zinn J : Some reflections on the origins of MBSR, skillful means, and the trouble with maps. Contemporary Buddhism **12** : 281-306, 2011
3) Kabat-Zinn J : An outpatient program in behavioral medicine for chronic pain patients based on the practice of mindfulness meditation: theoretical considerations and preliminary results. Gen Hosp Psychiatry **4** : 33-47, 1982
4) Carlson LE : Mindfulness-based interventions for physical conditions : a narrative review evaluatin levels of evidences. ISRN Psychiatry **2012** : 651583, 2012
5) Gotink RA, Chu P, Busschbach JJV, et al : Standardised mindfulness-based interventions in healthcare: an overview of systematic reviews and meta-analyses of RCTs. PLoS One **10** : 0124344, 2015
6) Brewer JA, Mallik S, Babuscio TA, et al : Mindfulness training for smoking cessation : results from a randomized controlled trial. Drug Alcohol Depend **119** : 72-80, 2011
7) Mason AE, Jhaveri K, Cohn M, et al : Testing a mobile mindful eating intervention targeting craving-related eating : feasibility and proof of concept. J Behav Med **41** : 160-173, 2017
8) Kabat-Zinn J : Mindfulness Meditation ; What it is, what it isn't, and it's role in health care and medicine. Haruki Y, Ishii Y, Suzuki, M (eds), p161-169, Comparative and Psychological Study on Meditation, Eburon, 1996
9) 伊藤靖：マインドフルネス・ストレス低減法（MBSR），プログラムを概説する．精神科治療 **32** : 591-598, 2017.
10) MBSR 研究会：web サイト（https://www.mbsr-study-group.com）．
11) Hölzel BK, Lazar SW, Gard T, et al : How does mindfulness meditation work? Proposing mechanisms of action from a conceptual and neural perspective. Perspecf Psychol Sci **6** : 537-559, 2011
12) 藤野正寛：脳科学の立場から：2つの瞑想技法と4つの心理的過程．p46-62，マインドフルネスを医学的にゼロから解説する本（佐渡充洋，藤澤大介編），日本医事新報社，東京，2018
13) Krygier JR, Heathers JA, Shahrestani S, et al : Mindfulness meditation, well-being, and heart rate variability : a preliminary investigation into the impact of intensive Vipassana meditation. Int J Psychophysiol **89** : 305-313, 2013
14) Ikemi Y, Ikemi A : An oriental point of view in psychosomatic medicine. Psychother Psychosom **45** : 118-126, 1986
15) Farb N, Daubenmier J, Price CJ, et al : Interoception, contemplative practice, and

health. Front Psychol **6**：763, 2015

16）Moriguchi Y, Komaki G：Neuroimaging studies of alexithymia：physical, affective, and social perspectives. Biopsychosoc Med **7**：8, 2013

17）佐保田鶴治：ヨーガ入門，ココロとカラダをよみがえらせる．p24-41.池田書店, 東京, 2001

18）久保千春：ストレスと神経・内分泌・免疫．p52-55, 心身医学標準テキスト第3版（久保千春編）：医学書院，東京，2009

19）Thayer JF, Lane RD：A model of neurovisceral integration in emotion regulation and dysregulation. J Affect Disord **61**：201-216, 2000

20）Lieberman M, Eisenberger N, Crockett M, et al：Putting feelings into words：affect labeling disrupts amygdala activity in response to affective stimuli. Psychol Sci **18**：421-428, 2007

21）Taylor GJ：Affects, trauma, and mechanisms of symptom formation：a tribute to John C. Nemiah, MD (1918-2009). Psychother Psychosom **79**：339-349, 2010

22）Sifneos PE：Clinical observations on some patients suffering from a variety of psychosomatic diseases. Acta Medicina Psychosomatica **21**：133-136, 1967

23）山本和美，神原憲治，木場律志ほか：心身症患者へのマインドフルネスを取り入れたセルフケア教室の試み．心身医 **56**：1197-1203, 2016

24）大谷彰：マインドフルネスの科学 (1)，ニューロサイエンスの観点から．p69-87, 243p, マインドフルネス入門講義, 金剛出版，東京，2014

25）Brewer JA, Ruf A, Beccia AL, et al：Can mindfulness address maladaptive eating behaviors? Why traditional diet plans fail and how new mechanistic insights may lead to novel interventions. Front Psychol **9**：1418, 2018

Chapter 8 セルフマネジメントにおける看護ケア

1 はじめに

「先生に，まだタバコをやめないのかって，怒られちゃいました。やめたいのになかなかできない自分が嫌になるよ」，「先生は忙しそうだから，食事についてまで説明する時間がないんだよね。そこに先生が相手だと，こっちも緊張しちゃうしね」。

われわれ（筆者ほか）看護師は，生活習慣病患者から，医師にはいえない気持ちをこのように打ち明けられることがある。患者の本音はどこにあるのか，1人ひとりに実際聞く必要はある。しかし，看護師として行うべきことの1つとして，医師に対する不満に同調するのではなく，否定するのでもなく，「…できない自分が嫌になるよね」や「こっちも緊張しちゃうしね」というような，感情ともいえる患者の気持ちに焦点をあてることが大切である。

2 セルフマネジメントに影響する要因

生活習慣病患者において，セルフマネジメント（自己管理）に影響する要因は，いうまでもなくさまざまである。看護では，対象者の生活に関連する社会的な要因も含めた心理社会的要因からとらえることが多い。

実際，患者の心理社会的要因がアドヒアランスに影響することが明らかになっている[1]。その具体例として，筆者ほかが行った「透析患者の食事管理行動に影響する心理社会的要因」を明らかにする研究を紹介する[2]。ここでは，8つの心理社会的要因についてパス解析を行ったところ，65歳未満の患者の場合（図1）[2]でも，65歳以上の患者の場合（図2）[2]でも，透析患者の食事管理行動に影響する要因として，「食事管理の自己効力感と家族のセルフケア支援」が直接的な影響を与えていることが明らかになった。

自己効力感とはある特定の行動に対する自信であり「対象者に食事管理への自信をもってもらうこと」と「家族からのセルフケアへのサポートがあること」が，食事管理行動に効果的であるとわかった。また，透析患者におけるリンの服用を遵守しない要因には，心理社会的要因として，薬剤による副作用への懸念や自己効力感の低さなど，健康への信念や社会的支援の乏しさが影響しているといわれている[1]。これらのことからも，対象者のセルフマネジメントに影響する要因として，自己効力感やまわりからの支援など，心理社会的要因が影響していることがわかる。ここでおさえておきたいことは，セルフマネジメントができなくても，それは決して対象者の心の問題だけではなく，生活環境や医療者からの支援も含めた社会支援なども影響しているということである。

3　心理社会的要因に焦点をあてたセルフマネジメント支援に関する看護のモデル

　人間の心は複雑であり，セルフマネジメント行動に影響する心理社会的要因は数え切れないほどある。しかし，それらのうち主要な要因を取り上げ，要因同士の関係性をモデル化したものがいくつかある。その1つとして，Coxが開

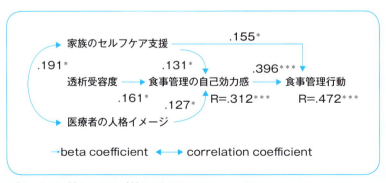

＊：$p < .05$，＊＊：$p < .01$，＊＊＊：$p < .001$

図1　65歳未満の透析患者の食事管理行動に影響する要因
　「食事管理行動」に有意な影響がある要因を示しており，「透析受容」が良好だと「自己効力感」が向上し，「食事管理行動」が良好になることなどを示している。

（文献2より引用改変）

Chapter 8 セルフマネジメントにおける看護ケア

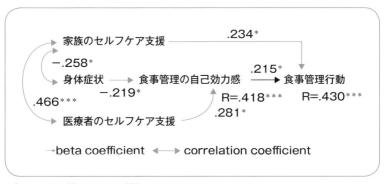

*：p＜.05，**：p＜.01，***：p＜.001

図2 　65歳以上の透析患者の食事管理行動に影響する要因

たとえば，「家族のセルフケア支援」があることと「身体症状」の低さは，お互いに影響し合っている。さらに「身体症状」がないと「自己効力感」が向上し，「食事管理行動」が良好になることなどを示している。

(文献2より引用改変)

発した「クライアントの保健行動相互作用モデル（The Interaction Model of Client Health Behavior：IMCHB）」[3,4]がある（図3）。このモデルは，① 背景要素がもとになり，② 患者の要素や③ 医療者の要素が相互に影響し合い，対象者のアドヒアランスなどの④ アウトカム要素という結果をもたらすことを示している。

　④ アウトカム要素が低い患者（例：処方どおりに服薬しないなどの「4．治療法のアドヒアレンス」が低いこと）の原因のアセスメントを行い，アウトカムを高めるためにはどのようにすればよいかという支援計画を立てる際に役に立つモデルである[5]。

4 「医療者の要素」のなかの「感情への支援」

1) 感情や気持ちの支援の重要性

　本章では特に，図3[3]の具体的な医療者側の支援に役立つ③ 医療者の要素のうち，セルフマネジメントが難しい方に特に必要な支援である「感情への支援」

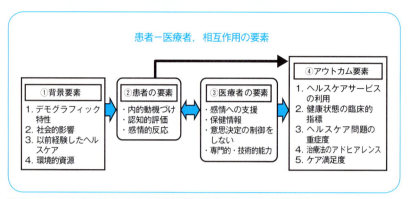

図3 Coxによるクライエントの保健行動相互作用モデル（IMCHB）
右端の④アウトカム要素に影響する要因を①〜③に示しており、各要素を構成する項目が枠のなかに示されている。

（文献3より引用改変）

について筆者ほかの考えを交えて紹介する。この要素は、医療者が行う支援のうち、患者の要素やアウトカム要素に影響を与える要素の1つとして示されている。

「感情への支援」とは、「対象者が抱いている感情への支援」ということであり、対象者の喜びや悲しみなどへの、医療者が行う対象者の感情への支援を指す。また、クライアントとの情緒的な絆を築くプロセスでもある[6]。ふだんから看護者は、心理社会的要因に焦点をあて、対象者の声に耳を傾け、対象者の気持ちや感情をとらえながら支援するようにしている。医師には対象者の疾患について診断を行い、その疾患について治療するという重大な役割があるが、看護師もまた、疾患に関連して派生する対象者の心理や社会的なことに対して支援するという重大な役割がある。

日本看護協会が提示している「看護者の倫理綱領」の1番目に、「看護者は、いかなる場面においても生命、人格、尊厳が守られることを判断および行動の基本とし、自己決定を尊重し、そのための情報提供と決定の機会の保障に努めるとともに、常に温かな人間的配慮をもって対応する」とある[7]。そのため、セルフマネジメントが難しい対象者の感情や気持ちに耳を傾けることは、「看護者の倫理綱領」にもある「人格、尊厳が守られることを判断および行動の基本とし、

自己決定を尊重し」という看護師の倫理としても必要なことである。

　しかし，多くの看護師は，このような役割や倫理を意識的に義務として遂行しようとしているのではなく，困っている方に手を差し伸べるという，反射ともいえる純粋な気持ちから行っている。

　いずれにしろ，看護師は対象者の声に耳を傾け，「あなたの感情や気持ちを聴きたいと思っています」というメッセージを伝え，絆を深めることが，看護モデルや役割からも臨床的に重要である。

2）病気への受けとめ方や感情が対象者にもたらすこと

　生活習慣を変えることは難しく，行動変容が難しい方が，さらに医療者から叱責されると，外来の受診中断やセルフネグレクトにつながってしまうこともある。

　行動変容が困難な方は，失業や家族関係の不和などによる，人生に対する不全感や，他者との生活のわだかまり感のようなつらさや苦しさという陰性感情を抱えている場合があり，怒り，いらだち，嫌悪感といった陰性感情は，不快な取決めに対する様相といわれている[8]。生活習慣病患者においても医療者からの指導について，「こんな厳しい食事制限はできない」などと不快な取決めと受けとめた結果，陰性感情が生じることがある。その陰性感情によって，適切なセルフマネジメント行動をしようという気が起こらないケースがある。さらに，その陰性感情から自分の気持ちが抑えられず，食べすぎなどの不適切なセルフマネジメント行動となり，データ改善がみられず，疾病が進行したり合併症を引き起こすことにつながることもある。また，生活習慣病患者の高齢化に伴い，認知症傾向の方も多くなっている。このような方は，医療者からの指導を不快な取決めと受けとめると，その指導内容自体は忘れてしまい，単に不快な感情のみが残ってしまうことがある。医療者からの指導内容を覚えている方の場合は，生活に合わせた指導に調整することが可能であり，それにより不快な感情を軽減することが可能である。しかし，指導内容を忘れてしまい，不快な感情のみが残ってい方の場合，「受診しろといわれたからきたが，どうして受診しな

ければいけないのか」などということがある。この場合，何度同じ説明をしても納得していただけないこともあり，不適切なセルフマネジメント行動の改善が難しくなる。

3) 感情や気持ちへの具体的な支援方法

　生活習慣改善などの指導の前に，まずは自分の人生や病気に対する感情表出を促すかかわりを行うことが重要な支援の1つといえよう。感情表出を促すことにより，不快な気持ちのカタルシスとなり，疾病の進展リスクを抱えた対象者のつらさや苦しさなどの陰性感情を緩和したり，楽しさやうれしさなどの陽性感情を増幅する効果が予測される。

　実際，感情表出によるコーピングが，女性において抑うつなどの変数と負の相関，男性においても生活満足感と正の相関があると報告されている[9]。特に，行動変容が難しい対象者はつらさや不満などを溜め込んでいることがあるため，対象者の表情や心のなかを伝える気持ちをとらえ，対象者が自分の気持ちを伝えられる場を共有することが重要である。具体的な方法としては，経験的に主に次のことが挙げられる。

① 事柄ではなく，感情や気持ちの部分をキャッチ

　冒頭で紹介した「先生に，まだタバコをやめないのかって，怒られちゃいました。やめたいのに，なかなかできない自分が嫌になるよ」，「先生は忙しそうだから，食事についてまで説明する時間がないんだよね。それに先生が相手だと，こっちも緊張しちゃうしね」などの発言も，医師への不満がいいたいのではないかもしれない。

　「自分が嫌になる」や「こっちも緊張しちゃうしね」という，自分のつらさを伝えたいための発言であることも想像できる。心のなかの自分が何かから脅かされてしまっては，自分を保ち，安定した気持ちで過ごすことができない。ここでは，自分で自分のことが嫌になっていることや，緊張していることを看護師にわかってもらい，自分の気持ちを安定させたいがために，医師への不満という発言になっていることもあると考えられる。そのため，看護師は「…でき

Chapter 8 セルフマネジメントにおける看護ケア

なくて自分が嫌になるんですね。もう少しその気持ちを聴かせてください」などと語りかけ，対象者の感情や気持ちをキャッチして，対象者の心が安定するように支援することが大切である。

② 目をみて挨拶

外来で対象者が診察室に入ってきたときや，ベッドサイドでバイタルサインを測るときなど，忙しいと，つい挨拶しながら次の動作に入りがちである。

しかし，最低でも2秒はきちんと目を合わせて，「きちんとあなたと向き合います」というメッセージが伝わるようにする。そうしたメッセージを伝えることで，対象者も自分の行動を正直に伝えなければという気持ちになり，「実はインスリンを打たなかった」などと"告白"してくれる。忙しいなかのたった2秒が，このような誠実な人間関係を作るきっかけになるので，効率的な支援と考えて，是非実行したい。

③ 「触れる世界」で伝えることも有効

言葉で励ましたり，情報を伝えることを「言葉の世界」とするならば，生活習慣病患者に対しては，身体に触れて対象者の身体を心配しているというメッセージを伝える「触れる世界」で伝えることも有効である。

面接や口頭での生活指導の最後に，両手で対象者の手を握って別れるなど，握手でもよいので「触れる世界」を対象者に体験してもらい，こちらからの気持ちがしっかり伝わるようにする。「触れる世界」で伝えることは，特に認知機能が低下している方にも，感触として記憶にとどめる意味でも有用である。

④ 対象者の「生きがい」について聞いてみる

セルフマネジメントが必要な方には，それを行う意味を納得して，何度も思い返すことができるように支援することが重要である。しかし，患者に看護師が「どうやったら，食事管理のやる気が出そうですか？」と尋ねても，「う～ん，自分がやる気になることかなぁ」などという，禅問答のようなことが行われることがあり，自分の気持ちを整理して話ができる方ばかりとは限らない。そのようなときは「では，○○さんの生きがいはなんですか？」と，はっきり尋ねてみることも効果的である。ここでの「生きがい」は，趣味や日々大切にしているこ

95

表1 生きがい（a）＋やるべき行動（b）＝結びつけるとどうなりますか？（c）の例

例	a：生きがい	b：やるべき行動	c：結びつけると どうなりますか？
①	子どものために	運動すると	長生きできる
②	仕事のために	禁煙すると	病気にならずに 定年まで仕事ができる
③	自分のために	趣味を作ると	充実した時間が過ごせる
④	のんびり生きるために	塩分制限すると	血圧が上がらずに安心できる

（筆者作成）

とでよい。生きがいを尋ねる目的は，「生きがい」と「やらなければいけないセルフマネジメント」を結びつけ，自分が大切にしていることや生きがいにしていることを，続けるためには何が必要かを考えてもらうためである。たとえば，生きがい（a）とやるべき行動（b）を結びつけるとどうなりますか？（c）と尋ねてみる。その例を**表1**に示す。

さらに，生きがいを尋ねる際に，最も重要なことは以下の4点である[10]。

- ◆まずは，対象者が大切にしていることや生きがいを共有して，よりよい生活支援をいっしょにやっていきたい！　という気持ちをもつ。
- ◆生きがいについて，単に興味本位で尋ねるのではないということをしっかり伝える。
- ◆対象者に生きがいについて，尋ねる理由を説明する。説明例は，後述の事例の項を参照してほしい。
- ◆あくまでも，対象者本人に語ってもらうことが重要であり，医療者が勝手に「子どものために，運動して頑張らないといけませんよね」などと，先回りしていわないようにする。

⑤ **対象者の感情や気持ちを代弁**

看護師は医師の診療の介助をする機会も多いが，その際に対象者の表情や言動をよく観察して，医師の説明を正しく理解できているか，いいたいことをきちんと伝えられているかなどを推察し，対象者の感情や気持ちを対象者に確認

して代弁することも必要である。

　医師の外来診療や病棟での診察は，時に慌ただしく行われることもあり，対象者のテンポと合わないことがある。そのようなとき，対象者は医師からの説明をすべて理解できなかったり，自分の気持ちを伝えることができなかったりする。看護師は対象者の表情をよくみて，対象者がしっかりうなずいているか，視線はまっすぐ医師をみているか，口もとは何かいいたそうにしていないかなど，しっかり観察する。そして，対象者が何かいいたそうであれば，「今の説明でわかりましたか？」，「今説明された食事管理はできそうですか？」などと，すかさず聞く。できれば，タイミングを逃さないほうがよく，医師の診察中の場で，対象者の疑問や気持ちについて確認して代弁するようにしたい。

　しかし，対象者によっては，医師がいるといいにくかったり，その場では何がわからないのかがわからないと感じる方もいるため，診察後に改めて，「先ほどの診察でわからなかったことはありませんか？」などと尋ねてもよいだろう。

　以上，ここでは「対象者が抱いている感情への支援」に焦点をあてたが，心理社会的要因に焦点をあてたセルフマネジメント支援に関する看護のモデルは複数あるため，対象者に応じてさまざまなモデルを参考にしながら支援するようにしたい。

5　生きがいに焦点をあてた EASE 介入事例

　生きがいに焦点をあてた支援方法として，EASE（イーズ）プログラム®ver 3.0（以下，EASE）[11]というものがある。EASEとは，生きがいに焦点をあてながら行動変容を促す方法であり，その方法はステップ1〜6のアクションプランとして示されている（表2）[1]。

　ここでは，EASEの活用により，妊娠・出産までできた2型糖尿病患者へのかかわりを紹介する。

表 2　EASE プログラム ® ver 3.0 のアクションプラン

ステップ 1	医療内容の妥当性を含めたアセスメント
ステップ 2	困難事の明確化と解決意義の確認
ステップ 3	行動目標の設定と自己効力感の確認
ステップ 4	技法の選択
ステップ 5	実施
ステップ 6	評価・考察

（文献 11 より引用改変）

事例紹介

◆A さん：30 代，女性，2 型糖尿病。既婚。身長 161 cm。

◆EASE 開始前の状況：20 代で 2 型糖尿病と診断され，治療を開始するが HbA1c 9 mg/dL 前後，体重 90 kg 前後で経過。

挙児希望があり，妊娠を見据えインスリンポンプ療法を 4 年前から開始。また体重減少の効果を期待し，SGLT2 阻害薬を 1 年前より併用。しかし，いまだ減量と血糖管理が難しく妊娠に至っておらず，医師からは挙児希望であれば，体重をあと 5 kg 減量するようにいわれていた。以下，糖尿病外来の通院治療を行っている A さんとの看護面接（1 回 / 月で 30 分 / 回）の場面である。

① ステップ 1：医療内容の妥当性を含めたアセスメント

担当看護師が A さんに対して EASE の目的と方法を説明し，このステップに沿ってセルフマネジメントについて取り組んではどうかと促したところ，A さんは，「このとおりにできるかどうかわかりませんが，やってみます」と自分の気持ちを語った。また，今まで看護師が行ってきた糖尿病の指導内容について，A さんは正確に理解しており，看護の内容が妥当であったことを確認できた。

② ステップ 2：困難事の明確化と解決意義の確認

ステップ 2 で医療者が行うことは，対象者の生きがい（a）と困難事であるやるべき行動（b）を関連づけてもらい，結びつけるとどうなりますか？（c）と自分の心のなかで何度も思い出して，困難事の解決意義について確認できるよう

に支援することである。Aさんにかかわった看護師は，この (a), (b), (c) に沿っ
て考えることで，Aさんの生きがいを達成してもらいたいと考えた。Aさんと
の面接で，Aさんは次のように語ってくれた。

Aさん 「食事と運動がいちばん大切なことは理解しているんです。食事は
食べすぎないようにできるけれど，なかなか体重が減らない。受診
のときに体重を測ると，先生に減量だよといわれるから頑張らなけ
ればと思うけれども，家に帰るとその気持ちが続かない。わかって
いるのにできないのは，自分の気持ちが弱いからだと思います。だ
から，妊娠できないのもしようがないと思っています」と，うなだれる。

看護師 わかっているのに続かないのがつらいのですね。今までよく頑張っ
てきましたね。食事制限や運動を継続して行っていくことはとても
たいへんなことです。実行したいと思っているのにできない気持ち
はよく伝わっていますよ。

看護師は，Aさんの感情を承認しながら話を続けた。そして，生きがい (a)
＋やるべき行動 (b) ＝結びつけるとどうなりますか? (c) について，Aさん自
身に考えてもらうために次のように説明した。

看護師 Aさんが大切にしていることや生きがいと，やらなければいけない
けどなかなかできないことを結びつけると意欲が湧くんですよ。「生
きがい」を (a) とします。次に「やるべき行動」を (b) とします。そ
の (a) と (b) を結びつけたものを (c) として，より楽しい生活を続
けるためにどうしたらよいか，Aさん自身で考えてみてください」。

Aさん うーん，少し難しいですね。

看護師 時間がかかってもよいので，ちょっと考えてみてください。その後，
少し会話を重ねながら，Aさんは次のように語ってくれました。

Aさん 「やっぱり (a) の生きがいは，妊娠することですね。ずっと無理だ
と思っていたけど，できれば妊娠したい。子どもがほしいな。(b)
のやるべき行動は運動です。減量するためには，あとは運動しかな
いとわかっています。受診前後は頑張る気持ちが出るのですが，中

だるみしてしまうのです。その繰返しなのです」と話し，現在の困難事が明確になりました。

A さん　「生きがいとやるべきことを結びつけるとどうなるか」という (c) は，幸せになるかな～。そうすると (a)，(b)，(c) は，"妊娠するために，運動して，幸せになる" っていうことですね」と語ってくれました。

看護師　うわぁー，"妊娠するために，運動して，幸せになる" ですか！　素敵ですね。実現できるように応援しますよ！

A さん　えーっ，ちょっと恥ずかしいけど，なんだかやる気が出てきました。

このように，A さんの生きがいが明らかになり，それを達成するためには，運動が重要であることが改めて明確になりました。このステップ 1 ～ 2 までで，看護面談が 30 分経過したため，これ以降は次回進めることとしました。

③ ステップ 3～5：行動目標の設定と自己効力感の確認 / 技法の選択 / 実施

　1 カ月後の看護面談では，ステップ 3（行動目標の設定と自己効力感の確認）を行った。ここでは，運動の具体的な行動目標について，A さんとともに相談しながらダンスを使った運動や腹筋などを決定した。

　ステップ 4（技法の選択）では，「生きがい連結法」，自分の行動や体調，気持ちを観察・記述する「セルフモニタリング法」，小目標を立て段階的に実施していく「ステップ・バイ・ステップ法」を組み合わせた。

　「生きがい連結法」では "妊娠するために，運動して，幸せになる" という「ステイトメント」と，A さんがあとで追加した "運動ができたら，体重が減り，妊娠・出産ができる" という「ステイトメント」を看護師が紙に書いた。そして A さんの自宅のいつもみえるところ（寝室の柱）にこのステイトメントを掲げ，いつでも確認できるようにしてもらった。その後，医師の診察に合わせ，1 カ月ごとにステップ 5（実施）の確認を行った。途中，面接のたびに先の「ステイトメント」を，A さんとともに確認し，A さんの意欲が低下しないように励ました。その結果，A さんは，行動目標で設定した運動を継続することができた。体重減少は 4 kg 程度であったが，運動継続によって HbA1c 値が改善し，SGLT2

阻害薬を中止することができた。そして介入から10カ月後に妊娠成立，その後，無事健康な男子を出産することができた。

④ **ステップ6：評価・考察**

　Aさんは，今まで実行したいと思っているにもかかわらず，できなかった運動の継続を達成することができた。そして，本人が生きがいとして語った妊娠・出産を実現することができた。Aさんは「（看護師が）いっしょに運動の方法を考えてくれたから，続けることができました。目標を達成するとうれしくなって，さらにやってみようという気持ちになったんです。自分もやればできるのだなと感じました。いつも看護師さんが自分の話を聞いてくれたことが力になりました」と喜びいっぱいに語った。AさんはEASEのプロセスで，生きがいとやらなければいけない行動を結びつけることで，運動を行う意義が確認できた。

　5年近く，糖尿病の治療を行ってきたにもかかわらず，今まで行動を変えることができなかったAさんが，EASEをとおして，生きがいに焦点をあてることで見事に行動変容することができ，新しい命まで授かった。患者と医療者がともに目標を立案するプロセスでお互いの感情を伝え合うこと，そのことにより信頼関係の強化が図られ患者の意欲が促進・持続できたと考えられる。また，EASEを活用することで，患者の行動変容のプロセスを目のあたりにすることができたため，看護師の自己効力感も向上した。

6　まとめ

　生活習慣病患者のセルフマネジメントにおける看護師の支援を考えるときに，以下のことが重要である。

◆セルフマネジメントに影響する要因は多岐にわたるが，看護では対象者の心理社会的要因に焦点をあてるようにする。その際には，保健行動のモデルが参考になるが，1例としてCoxが開発した「クライアントの保健行動相互作用モデル（IMCHB）」がある。

◆心理社会的要因に焦点をあてた看護のなかでも，対象者が抱いている感情

や気持ちを共有することが重要な支援の1つである。

◆感情や気持ちを共有する具体的な支援方法として，EASE プログラム® Ver 3.0 がある。

（岡 美智代，塚本 明美）

文献

1) Umeukeje EM, Mixon AS, Cavanaugh KL：Phosphate-control adherence in hemodialysis patients：current perspectives. Patient Prefer Adherence **12**：1175–1191，2018

2) 岡美智代，宗像恒次，戸村成男ほか：自己効力感を中心とした血液透析患者の食管理行動の影響要因，65 歳未満と 65 歳以上を比較．日保健医療行動会報 **11**：233-248，1996

3) Cox CL：An interaction model of client health behavior：theoretical prescription for nursing, ANS Adv Nurs Sci **5**：41-56, 1982

4) 岡美智代：患者の保健行動の相互作用モデル．看護誌 **61**：80-82，1997

5) 岡美智代：患者および家族の理解と看護実践のための理論，p233-321，p349-972，腎不全看護第 5 版（日本腎不全看護学会編）医学書院，東京，2016

6) Cox CL：Online exclusive：a model of health behavior to guide studies of childhood cancer survivors. Oncol Nurs Forum **30**：E92-E99 2003

7) 日本看護協会：看護者の倫理綱領（https://www.nurse.or.jp/home/publication/pdf/rinri/code_of_ethics.pdf），2003

8) Watson D, Clark LA, Tellegen A：Development and validation of brief measures of positive and negative affect：The PANAS scale. J Pers Soc Psychol **54**：1063-1070，1988

9) 内田香奈子，山崎勝之：大学生の感情表出によるストレス・コーピングが抑うつに及ぼす影響の予測的研究．パーソナリティ研 **16**：378–387，2008

10) 岡美智代，髙橋さつき，塚本明美：命をはぐくむ EASE（イーズ）プログラム®：生きがいと困難事の連結に焦点を当てて．日保健医療行動会誌 **34**：2019（印刷中）

11) 岡美智代（編）：行動変容をうながす看護，患者の生きがいを支える EASE プログラム．240p，医学書院，東京，2018

Chapter **8** セルフマネジメントにおける看護ケア

Column

行動変容には目標を共有することが大切

　東京慈恵会医科大学の行動変容外来では，医師，看護師，栄養士が1人の患者を同じ方向性をもってコーチングしていくことを目標としている。生活習慣病の指導でのチーム医療は今までもあったと思うが，医師，看護師，栄養士が同一の場所で1人の患者と向き合うことが肝要と考えている。

　たとえば，ダイエット指導でもその目的が異なるときがある。医師は心筋梗塞にならないようにと診療し，看護師は寝たきりにならないように診療すると患者も自分の健康観というものを築き上げることができなくなってしまう。

　行動変容外来では原則として，まず看護師が患者と面談を行い，その情報をもって医師が患者との面談を行う。そのときは看護師が同席して患者に対して医師と看護師が協力して自分をサポートしてくれているということを認識してもらう。

　患者教育というが，リスクを述べても禁煙や減量は達成されない。子どもに「英語ができないとよい大学にいけない」といくらいっても，勉強するようにならないのと同じである。そのために，生活基盤や将来の目標を医療者と共有してもらうことが大切である。

Chapter 9 生活習慣病を動的,連続性にとらえる——なぜ血糖変動と血圧変動か

1 健康診断を受けるだけでは改善しない生命予後

　現在,診察室や健康診断で行われている血圧や血糖検査は,いわゆるサロゲートマーカー(医学,薬学研究において診断・治療行為,薬効などの最終評価との関連を科学的に証明できる検査のこと)である。検査自体が生命予後を改善することはないというメタ解析がある(図1)[1]。

　血圧が高い集団が,心血管の合併や死亡率が高いことは明らかになっているが,血圧や血糖が高いだけで,症状(機能不全)が起こることは少ない。動的な物質の評価には機能を測定することが科学の常識であるが,診察室で機能を測定することは時間を要する。たとえば,トレッドミルを用いた運動負荷検査は,

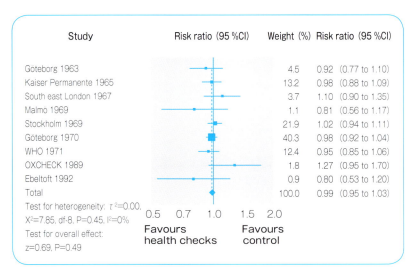

図1　健康診断の受診が生命予後に与える影響
　健康診断の受診が生命予後に良好な影響を与えたか,否か。9つの論文のメタ解析。中央のラインより左に点がある論文は,受診により生命予後が改善することを示しているが,個々でもトータルでも有意差はなかった。

（文献1より引用改変）

機能検査であるが血圧測定と比べて患者は大きな負担を強いられる。したがって，人間と比較するためのサロゲートマーカーが重宝される。診察室で簡単に測定できる血圧や血糖を測定することが一般的となっている。また，血糖や血圧をコントロールするには生活習慣の改善より薬剤のほうが強力であり有効である。現在の内科治療は薬物療法に支配されており，ガイドラインによって標準的治療が提示されるようになってきている。筆者もいくつかのガイドラインの策定に参加しているが，ガイドラインの策定のうえで重視されるのは利益相反である。作成委員の好みで治療法を提示するのは公正さを欠き，論文に基づいたEBM（evidence-based medicine＝科学的根拠に基づいた医療）が求められる。

2 科学的根拠を求めるための「治験」

ここで注意したいのは，EBMは製薬会社が主導の有名な雑誌に掲載された論文によって作られるということである。そのような論文は新薬が既存薬より優れていることを示し，その薬剤が広く世界で使用されることを目的に書かれている。しかし，薬剤を試してもらうために，1,000名以上の患者のリクルートを多くの国々で行うには莫大な予算がかかる。そのため，以下の段取りを踏んでいる。

動物実験を行い，少数例の第I相，第II相の臨床実験を行い，多数例の第III相試験に取り組むことになる。莫大な予算をかけた第III相試験が失敗に終わらないように，動物実験で示された結果を追従することが求められる。したがって，ヒトの実験では均一な結果が出るように，厳格な条件づけ（早朝，安静，空腹時）の測定が義務づけられている。このようなEBMの創出は医薬界では常識と受けとめられている。

しかし，これは科学界の常識だろうか？　たとえば，自動車メーカーのエンジニアが車の性能を評価するときに，車を走らせない状態（安静）で行うはずはない。医学界以外では動的物質の評価は機能で行っている。空腹時血糖より

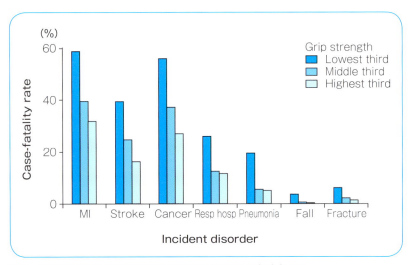

図2 収縮期血圧よりも握力の機能評価が生命予後に影響を与える
骨折や転倒だけではなく心筋梗塞，脳卒中，がん，呼吸器疾患の合併も握力の程度と関連することが報告されている。

（文献2より引用）

も食事で糖が負荷されたときの血糖上昇や運動による血圧の変化を評価しているのである。

PURE（Prospective Urban and Rural Epidemiological Study）研究では，収縮期血圧よりも握力という機能評価のほうが生命予後，心血管合併症のみならず，がんや肺炎死に大きな影響を与えていることが示されている全死亡に対しての寄与度は握力が1.37で，収縮期血圧の1.15に比べても大きかった（**図2**）[2]。健常人は健康診断での血圧よりも，出勤時に階段を上がったあとの息切れを気にしている。もしかしたら，そのような感覚のほうが正しいかもしれない。早朝，安静，空腹時の血糖や血圧を強力に下げるのは薬剤であるが，薬剤で血糖や血圧を下げる介入を行ってもその効果はわずかである。

2017年に，米国の血圧の目標値を変えるほどのインパクトを残したSPRINT（Systolic Blood Pressure Intervention Trial）研究では，収縮期血圧を140 mmHgから120 mmHgに薬物強化療法で低下させたときの予後改善を示している（**図3**）[3]。

Chapter 9 生活習慣病を動的,連続性にとらえる —— なぜ血糖変動と血圧変動か

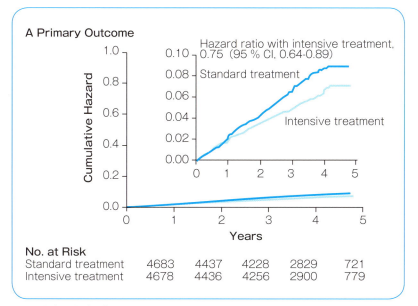

図3　生命予後が改善した事例
　心疾患のリスクをもつ50歳以上の患者のうち,収縮期血圧140 mmHgを目標とした対照群に対して,収縮期血圧120 mmHgを目標とした厳格コントロール群では,5年間の観察で生命予後の改善を認めた。しかしながらその効果は5年でわずか2％であった。

（文献3より引用）

　しかし,その恩恵を得られるのは5年で2％にすぎない。血圧の変動が生命予後や認知症の発症と関連するという報告があるが,これは静的な指標を複数回とり,機能を評価する試みとも受けとれる（表,図4,5）[4,5]。

3　行動変容を加速するデジタル化,IOT化 —— 動的連続的指標を評価できるツールの登場

　動的連続的指標（機能）の評価は重要であるが,これまではその測定に患者負担が大きいことが問題であった。しかし,加速するデジタル化や,IOT化がその問題を解決しつつあり,さらに動的連続的指標（機能）の評価は行動変容に大きな影響を与えることになる。
　習慣を変えるためには日常を変える必要があるが,診察室で結果を診るだけ

表　血圧変動と脳卒中のリスク

	UK-TIA Aspirin trial	ASCOT-BPLA trial[*]		ESP-1[†]	Dutch TIA trial[‡]
		Atenolol group	Amlodipine group		
Number of cases	1324	1012	999	1247	3150
Frequency of follow-up (months)	4	6	6	3	4
Mean (SD) baseline SBP	150.2 (25.3)	163.7 (18.7)	164.4 (17.9)	156.3 (22.7)	157.9 (26.3)
Mean (SD) 1 year SBP	146.6 (23.4)	148.3 (19.7)	143.3 (17.4)	154.8 (22.3)	151.7 (22.5)
Mean (SD) within-individual visit-to-visit variability in SBP					
SD	14.2 (6.6)	14.4 (6.1)	11.4 (6.8)	14.6 (6.8)	14.9 (6.4)
CV	9.6 (3.9)	10.00 (4.0)	8.2 (3.3)	9.3 (4.1)	9.7 (3.9)
Range of SBP ≧ 50 mmHg (%)	31.0 %	32.2 %	15.3 %	28.3 %	34.8 %
Group variance in SBP attributable to intra-individual variation (%)	41.5 %	56.9 %	53.1 %	42.9 %	46.8 %
HR (95 %CI) for stroke (unadjusted)					
Mean SBP	3.63 (2.41-5.48)	1.81 (0.89-3.67)	0.94 (0.36-2.42)	1.89 (0.96-3.71)	2.34 (1.41-3.89)
SD SBP	6.22 (4.16-9.29)	4.37 (1.85-10.33)	4.46 (1.73-11.50)	1.90 (1.34-2.70)	4.35 (2.17-8.69)
CV SBP	4.61 (3.11-6.83)	3.81 (1.70-8.53)	3.41 (1.39-8.36)	2.31 (1.60-3.35)	3.85 (1.84-8.09)
VIM SBP	3.88 (2.13-5.38)	4.17 (1.75-9.92)	3.53 (1.37-9.09)	1.86 (1.28-2.69)	1.76 (0.73-4.23)
HR (95 %CI) for stroke (unadjusted) Mean SBP					
SD SBP	4.84 (3.03-7.74)	4.29 (1.78-10.36)	4.36 (1.68-11.50)	1.78 (1.21-2.62)	3.35 (1.63-6.87)
CV SBP	3.82 (2.54-5.73)	3.51 (1.56-7.93)	3.25 (1.32-8.00)	2.22 (1.52-3.22)	3.41 (1.62-7.19)
VIM SBP	3.27 (2.06-5.21)	3.96 (1.66-9.43)	3.57 (1.38-9.19)	1.86 (1.28-2.69)	1.83 (0.76-4.39)

SBP=systolic blood pressure. CV=coefficient of variation. HR=hazard ratio. VIM=variation independent of mean. [*]: Subgroup of patients with previous stroke or transient ischaemic attack (TIA). [†]: Placebo group only. [‡]: Results were similar after exclusion of the atenolol substudy (data not shown).

　4つの研究をまとめたもの。来院時ごとの収縮期血圧の標準偏差（SD SBP）が脳卒中のリスクと関連することを示している。4つの研究で最も脳卒中のリスクと関連を認めているのが、SD SBPとCV SBP（収縮期血圧の変動係数）となっている（下から3行目）。図4は、それを示している。

（文献4より引用）

Chapter 9 生活習慣病を動的，連続性にとらえる —— なぜ血糖変動と血圧変動か

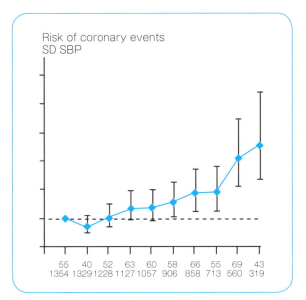

図4　血圧変動と脳卒中のリスク

（文献4より引用）

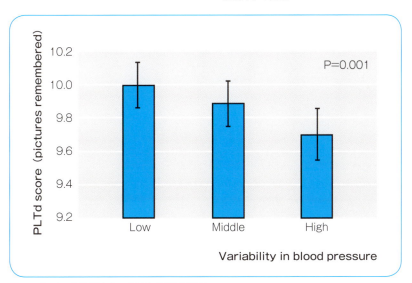

図5　血圧の変動が大きいと認知機能は低下
　血圧の変動が low（低），middle（中），high（高）と左にいくほど写真の記憶度合いが下がっていくことを表している。

（文献5より引用）

では，日常の変化に結びつかず，診察室での確認事項は，会計が終わるころには忘れてしまう。そのため，筆者は一般診療で患者に日常の変化をもたらすために，たとえば，患者の家族に病状を説明して，次の診察までに患者の過食などを何回か注意してもらうことを行い，日常化の手助けをしてもらうことを提案する。また，行動変容を促すために，ジムのコーチにつきっきりでコーチングしてもらい，運動習慣を身につける方法もある。しかし，どちらも負担が大きく継続が難しい。

1) サポーターになった IOT デバイス

行動変容のために，デジタル化や IOT 化によって生まれた日常使いできるセンサーデバイスが現実的なサポーターになると考えている。血糖を常時測定できるセンサー式血糖測定器「FreeStyle リブレ（アボット ジャパン社）」，腕時計型血圧計(オムロン ヘルスケア社)などが登場し，24 時間 365 日，自分の健康に関係する数値を獲得できるようになりつつある (図6，7)[6,7]。

2) 自分の特徴を知り，健康に活かす

また，自分自身の特徴を把握することによって，自分に合った健康に対する行動がとれるようになる。筆者自身が前述の血糖測定機器リブレを利用して，自分の血糖の推移を観察したところ，昼の炭水化物摂取で血糖が大きく向上するが，夜はアルコールを摂取しても，炭水化物を食べても，そこまで血糖が上がらないことが確認できた (図8)。

いかに「食事による血糖の変化」が従来の通念と異なるかという，たいへん興味深い発見ができた。そこで，最近ちまたで浸透している「野菜から食べるダイエット」についてもリブレで検証してみた。

筆者の施設の栄養士が，野菜→肉→ご飯の順で食べたときとご飯→肉→野菜順で食べたときとで比較したところ，血糖の上昇が抑えられた方は 5 名中 3 名であった (図9)。これらの方々は野菜→肉→ご飯の順で食べることが，ダイエットにつながるだろう。逆に血糖の上昇が変わらなかったのは 5 名中 2 名。

Chapter 9 生活習慣病を動的, 連続性にとらえる——なぜ血糖変動と血圧変動か

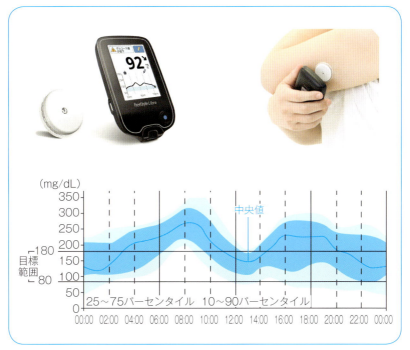

図6 腕にセンサーを貼っておくだけの常時血糖測定器
　FreeStyle リブレはアボット ジャパン社が開発した持続血糖測定器。1回の装着で14日間の自由行動下の血糖変動を観ることができる。その有用性は Effect of Continuous Glucose Monitoring on Glycemic Control in Adults With Type 1 Diabetes Using Insulin Injections The DIAMOND Randomized Clinical Trial に報告されている（平均グルコース値 184 mg/dL, 目標範囲内時間 57 %, 推定 A1c 7.8 %）。

(文献6より引用)

　食べる順番を気にしても変わらないのであれば、ダイエットに関しては別の方策を行うべきである。筆者は IOT が行動変容に大きく寄与することを確信した。また、自身の健康を可視化することで、日々の生活に対してよき態度で臨むことができるようになり、またゲーム感覚のような楽しい向き合い方ができるので、継続的に健康に対してよい向き合い方が可能になる。繰り返すが、ここで重要なのは、デジタル化や IOT 化は動的連続的指標を評価できるツールであることである。静的、単点の指標ではなく、動的、連続的で食事という負荷に対して血糖を上昇させないという機能を評価できる可能性が期待できる。

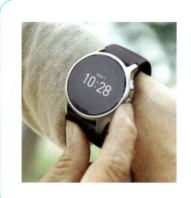
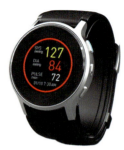

図7 オムロン ヘルスケア社が米国で発売した（腕時計型）ウェアラブル血圧計
　装着するだけで血圧を測定できるため、どのようなときに血圧が上昇するかわかり、カスタマイズされた血圧コントロールが可能になる。血圧と心拍数のほかに、歩数、距離、睡眠、燃焼カロリーもトラッキングする。わが国でも2019年度内に発売予定。

（文献7より引用）

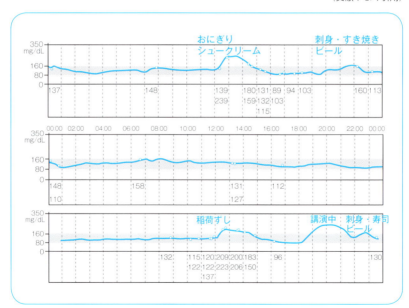

図8　24時間血糖測定でみえた自分自身の身体の特徴
　昼食後の血糖上昇に比べ、夕食後はそれほど血糖が上がらないことに気づいた。そして驚くべきことに、講演中はストレスで血糖が上昇し、その後の慰労会ではたくさん食べてもリラックスして血糖が低下していったのである。

（筆者作成）

Chapter 9 生活習慣病を動的,連続性にとらえる——なぜ血糖変動と血圧変動か

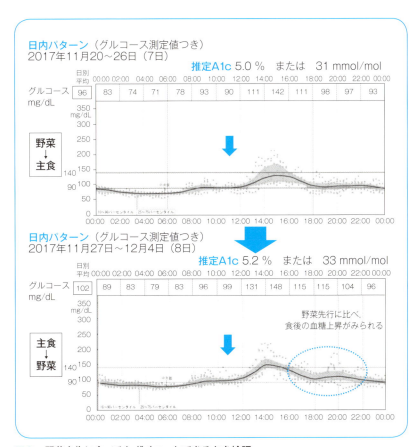

図9 野菜を先に食べるとダイエットできるかを検証
野菜から食べると食後血糖は速やかに低下しているが,白米から食べると食後の血糖上昇が遷延しているのがわかる。

(筆者作成)

4 毛細血管密度と血流の低下による老化

　現在の医療は心臓,肝臓,腎臓のように臓器別に分かれて,ユニットが形成されていることが多い。しかしながら,老化という病態把握にはすべての臓器に共通する変化を評価する必要がある。肝硬変は肝臓のみの疾患,糸球体腎炎は腎臓のみの疾患であったが,老化は全身疾患である。腎臓だけが老化から逃

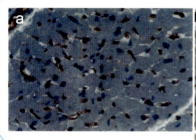
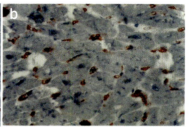
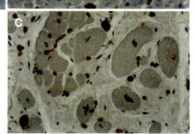

図10 心筋の毛細血管密度が低下(本態性高血圧症患者や腎不全患者の場合)

剖検による心筋での毛細血管密度の比較である。対照群に比べ(a)、本態性高血圧症患者では心筋での毛細血管密度が低下している(b)。腎不全患者では、その低下はさらに顕著である(c)。

(文献8より引用改変)

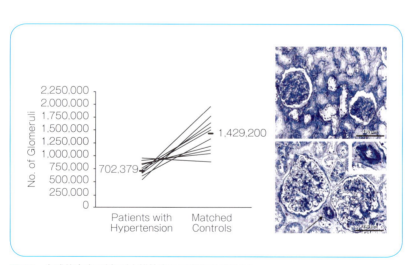

図11 糸球体密度の低下(本態性高血圧症患者の場合)

本態性高血圧症患者では毛細血管密度が低下していると言い換えることができる。

(文献9より引用改変)

114

Chapter 9 生活習慣病を動的,連続性にとらえる ——なぜ血糖変動と血圧変動か

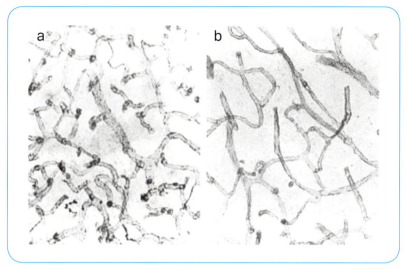

図 12　アルツハイマー病患者の脳内血管密度
健常人の脳内欠陥密度 (a)。アルツハイマー病患者の脳内の血管密度 (b) は、健常人に比べて低下していることが報告されている。

(文献 10 より引用改変)

れられるはずもないし,心臓だけが老化から逃れられるはずもない。筋肉が若々しくスタスタ歩く認知症の患者がいるはずもない。

それでは,老化のコモンパスウェイは何か？ それは毛細血管密度とそこを流れる血流の低下であるという仮説がある (図 10)[8]。体内の 99 % の血管は実は毛細血管であり,高血圧患者や腎不全の患者では心筋の毛細血管密度が低下していることが報告されている。腎臓領域では糸球体密度が本態性高血圧症患者では低いことが報告されているが (図 11)[9],これも高血圧患者では心筋だけではなく,腎臓の毛細血管密度が低下していることを示しているのかもしれない。

毛細血管密度の低下が招くもの

この血管密度の低下に臓器特異性はなく,高齢になれば,心臓,腎臓,筋肉,脳,網膜などの血管密度は等しく低下していく。皮膚の毛細血管密度が低下することで,皺が増え老人の顔になっていく (図 12)[10]。毛細血管密度の,糖の

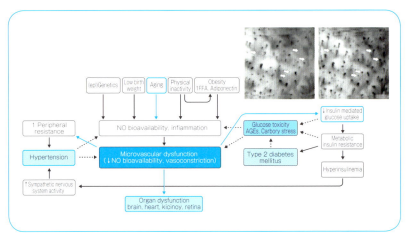

図13 高血圧や耐糖能異常を惹起する加齢による末梢循環不全
　加齢は臓器ごとに生じるものではない。したがって、加齢による毛細血管密度の減少は脳、心臓、腎臓、網膜、皮膚でさえも並行して生じている。つまり、皮膚の毛細血管密度の低下(筆者は皺などと関連すると考えているが)は、ほかの臓器の老化を反映しているかもしれない。

(文献11より引用)

　負荷に対する血糖の恒常性を維持するのは，糖を処理する細胞の機能とその細胞に付随する血管によると思われる。そのため，毛細血管密度が低下すればインスリン抵抗性が増し，血糖変動を大きくしてしまうことが予想される。また，毛細血管密度は血圧変動に対する緩衝系になると想定されるので，高齢者の血圧変動は毛細血管密度の低下によるものと考えることができる(図13)[11]。現在，毛細血管の密度を評価する機器が開発されている。持続血糖測定器や腕時計型血圧計などさまざまなデバイスが開発されると血糖変動，血圧変動，毛細血管密度など動的な指標を個別に評価することが可能になる。

　そして，それらのデータを人工知能で解析すれば個人の行動変容を起こすメニューが提供されるようになるだろう。このような治療法の妥当性は従来の統計処理の論運ベースによるEBMではなく，人工知能によるビックデータ解析により評価されるであろう。

(横山 啓太郎)

Chapter	
9	生活習慣病を動的，連続性にとらえる ──なぜ血糖変動と血圧変動か

文献

1) Krogsbøll LT, Jørgensen KJ, Grønhøj Larsen C, et al：General health checks in adults for reducing morbidity and mortality from disease：Cochrane systematic review and meta-analysis. BMJ **345**：e7191, 2012

2) Leong DP, Teo KK, Rangarajan S, et al：Prognostic value of grip strength：findings from the Prospective Urban Rural Epidemiology (PURE) study. Lancet **386**：266-273, 2015

3) SPRINT Research Group：A randomized trial of intensive versus standard blood-pressure control. N Engl J Med **373**：2103-2116, 2015

4) Rothwell PM, Howard SC, Dolan E, et al：Prognostic significance of visit-to-visit variability, maximum systolic blood pressure, and episodic hypertension. Lancet **375**：895-905, 2010

5) Sabayan B, Wijsman LW, Foster-Dingley JC, et al：Association of visit-to-visit variability in blood pressure with cognitive function in old age, prospective cohort study.BMJ **347**：f4600, 2013

6) アボット ジャパン：FreeStyle リブレオフィシャルサイト(http://myfreestyle. jp)．

7) オムロン：web サイト(https://omronhealthcare. com/products/heartguide-wearable-blood-pressure-monitor-bp8000m/)．

8) Amann K, Breitbach M, Ritz E, et al：Myocyte/capillary mismatch in the heart of uremic patients. J Am Soc Nephrol **9**：1018-1022, 1998

9) Keller G, Zimmer G, Mall G, et al：Nephron number in patients with primary hypertension. N Engl J Med **348**：101-108, 2003

10) Vagnucci AH Jr, Li WW：Alzheimer's disease and angiogenesis. Lancet **361**：605-608, 2003

11) Houben AJHM, Martens RJH, Stehouwer CDA：Assessing microvascular function in humans from a chronic disease perspective. J Am Soc Nephrol **28**：3461-3472, 2017

Chapter 10 腎臓病療養指導士制度

1 腎臓病療養指導士制度とは

　慢性腎臓病（chronic kidney disease：CKD）診療はチーム医療であり，多職種が協力して1人の患者の療養指導にあたることが不可欠である。2018年4月，CKD療養指導に精通する医療従事者のための資格である「腎臓病療養指導士」制度がスタートした。本資格は，CKD患者の療養指導（生活・栄養・服薬と療法選択の指導）に関する職種横断的な基本知識・技能をもち，医療連携の橋わたし役になれる看護職（看護師・保健師），管理栄養士，薬剤師に与えられ，腎臓病患者への療養指導を全国各地に浸透させることを目的としている（図）。設立団体は，日本腎臓学会，日本腎不全看護学会，日本栄養士会，日本腎臓薬物療法学会の4団体であり，日本腎臓病協会が認定する。開始2年で計1,051名の認定者が誕生している。

　資格を取得するのに必要な要件は，CKDに関する実務経験，所定の講習会受講，施設研修とレポート提出，および筆記試験である[1]。研修では，自らの職種だけではなく他領域における療養指導の見学と所定数のレポート提出が求められる。2019年度からは，施設研修が難しい希望者のためにe-learningを用いた症例研修も導入される。療養指導の各場面，すなわち生活指導，栄養指導，服薬指導いずれにおいても，その指導内容が患者により確実に実践されるためには，正しい動機づけと患者側の行動変容がきわめて重要であり，講習会の指導内容にコーチングや認知行動療法の考え方が取り入れられている。

2 腎臓病療養指導士制度に期待すること

　本資格の特徴として，さまざまな医療施設の現場でCKD診療にあたる医療従事者が広く取得可能なものとなっていることが挙げられる。所属施設を，①

Chapter 10 腎臓病療養指導士制度

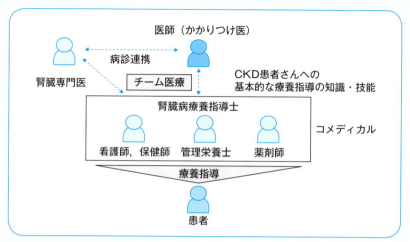

図　腎臓病療養指導士の位置づけ
職種横断的な療養指導（生活・栄養・服薬）と療法選択を実践し，医療連携の橋わたし役になることを目的としている。

（文献1より引用）

大学病院・基幹病院　② 一般病院・クリニック　③ それ以外　に分けると，① の方々には各施設のチーム医療の推進，② では腎臓専門医不在地域でのかかりつけ医のサポート役としての活躍が，それぞれ求められる。③ には保健師，訪問看護師，薬局薬剤師，栄養ケア・ステーションや行政に属する管理栄養士が含まれ，受診勧奨やCKD対策への後方支援，かかりつけ医のサポートなどが期待される。

　本制度はまだ始まったばかりであり，今後は，医療の各現場，あるいはキーパーソンを中心とした地域ごとの活動が重要となる。地域偏在を考慮した継続的な育成と普及，制度の評価・検証なども進めていく。新たに誕生した腎臓病療養指導士が，チーム医療・地域医療の一翼を担い，CKDの療養指導の普及と診療水準の向上の起爆剤になることが期待される。

（要　伸也）

文献

1）日本腎臓病協会：腎臓病療養指導士制度（https：//j-ka.or.jp/educator/）．

索　引

和　文

あ

アウトカム要素 ……………………91, 92

アクセプタンス ……………………… 68

アクセプタンス＆コミットメント・セラピー

…………………………………… 68

アセスメント ……………………57, 59

アドラー心理学 …………………… 51

アレキシサイミア ………………… 82

アレキシソミア …………………… 81

い

イーズ ……………………………… 97

生きがい連結法 ……………………100

池見酉次郎…………………………… 81

維持期……………………………… 65

医療者の要素……………………… 91

医療内容の妥当性を含めたアセスメント

…………………………………… 98

う

腕時計型血圧計……………………116

え

エミリ・バルセティス……………… 32

か

外向性傾向………………………… 52

患者の要素………………………… 91

開放性傾向………………………… 52

価値の明確化……………………… 72

環境調整……………………………41, 49

看護者の倫理綱領………………… 92

患者教育…………………………… 14

患者指導…………………………… 39

感情的経験………………………… 47

感情への支援……………………… 91

関心期……………………………… 47

き

技法の選択………………… 98, 100

く

クライアントの保健行動相互作用モデル

……………………………… 91

こ

高血圧……………………………… 18

コーチングの3原則 ……………… 14

行動活性化療法…………………… 22

行動的アプローチ ………………… 63

行動分析…………………………… 73

行動変容………………………19, 67

行動変容外来……………………… 43

行動目標の設定と自己効力感の確認

……………………………… 98

行動療法…………………………… 67

言葉の世界………………………… 95

コモンパスウェイ ………………115

コントロール方略 ………………… 73

困難事の明確化と解決意義の確認

…………………………98, 99

さ

最小自己…………………………… 83

再発防止訓練………………………42, 73

サロゲートマーカー …………9, 105

し

糸球体密度…………………………115

自己概念…………………………… 79

自己管理…………………………… 89

自己管理行動……………………… 68

脂質異常症………………………… 18

持続血糖測定器……………………116

失感情症…………………………… 82

実施…………………………………100

失体感症…………………………… 81

慈悲の瞑想………………………… 86

習慣拮抗法………………………… 41

習慣の輪‥‥‥‥‥‥‥‥‥‥‥‥84, 85

情動調整‥‥‥‥‥‥‥‥‥‥‥‥ 79

食行動‥‥‥‥‥‥‥‥‥‥‥‥‥ 85

食事管理行動‥‥‥‥‥‥‥‥‥90, 91

食事記録‥‥‥‥‥‥‥‥‥‥‥‥ 40

ジョン・カバット・ジン ‥‥‥‥‥ 78

人格主義‥‥‥‥‥‥‥‥‥‥‥‥ 26

神経症傾向‥‥‥‥‥‥‥‥‥‥‥ 52

人工知能‥‥‥‥‥‥‥‥‥‥‥‥ 19

身体記録‥‥‥‥‥‥‥‥‥‥‥‥ 40

身体知覚‥‥‥‥‥‥‥‥‥‥‥‥ 79

心的外傷後ストレス障害‥‥‥‥‥ 55

心理過程‥‥‥‥‥‥‥‥‥‥‥‥ 79

心理療法‥‥‥‥‥‥‥‥‥‥‥‥ 22

す

スティーブン・R・コヴィー‥‥‥‥ 26

ステイトメント ‥‥‥‥‥‥‥‥101

ステップ・バイ・ステップ法 ‥‥‥100

ストレス・マネジメント‥‥‥‥‥ 22

せ

性格別患者指導‥‥‥‥‥‥‥‥‥ 51

性格別習慣変容‥‥‥‥‥‥‥‥‥ 50

生活習慣改善‥‥‥‥‥‥‥‥‥‥ 26

生活習慣病‥‥‥‥‥‥‥‥‥‥ 8, 12

静坐瞑想‥‥‥‥‥‥‥‥‥‥‥‥ 81

誠実性‥‥‥‥‥‥‥‥‥‥‥‥‥ 52

生活処方箋‥‥‥‥‥‥‥‥‥‥‥ 17

摂食障害‥‥‥‥‥‥‥‥‥‥‥‥ 55

セルフマネジメント ‥‥‥‥‥‥ 89

セルフモニタリング ‥‥‥‥ 40, 59, 73

セルフモニタリング法 ‥‥‥‥‥100

選択の自由‥‥‥‥‥‥‥‥‥‥‥ 29

そ

ソーシャルサポート ‥‥‥‥‥‥ 73

ソクラテス ‥‥‥‥‥‥‥‥‥56, 57

た

耐糖能異常‥‥‥‥‥‥‥‥‥‥‥ 18

脱中心化‥‥‥‥‥‥‥‥‥‥‥‥ 83

ち

注意制御 …………………………… 79

調和性傾向 ………………………… 52

と

動機づけ面接 ……………………… 22

統合失調症 ………………………… 55

統制法 ……………………………… 41

ドーパミン ………………………… 34

特性五因子論 ……………………… 51

トレッドミル ……………………104

な

内受容感覚 ………………………… 81

内受容感覚への気づき …………… 81

に

日本看護協会 ……………………… 92

認知行動療法 …………… 22, 55, 67

認知再構成 ……………… 42, 62, 73

認知的アプローチ ………………… 61

認知の歪みの同定 ………………… 73

は

背景要素 …………………………… 91

バリュー …………………………… 18

反応妨害 …………………………… 41

ひ

ビッグ・ファイブ ………………… 50

評価・考察 ………………… 98, 101

ふ

ブルース・ドブキン ……………… 33

ブレインストーミング …………… 63

触れる世界 ………………………… 95

ほ

包括的アプローチ ………………… 13

ポジティブ思考 …………………… 21

ポジティブ・シンキング・バイアス

………………………………… 56

ポジティブ心理学 ………………… 22

ポジティブ・フィードバック ……… 66

ま

マインドフルネス ………… 11, 22, 69

マインドフルネスストレス低減法

………………………………… 77

マインドフルネス認知療法 ……… 78

マインドフルネスの適用 ………… 77

む

無関心期…………………………… 46

も

毛細血管密度………………… 113, 115

モチベーション強化 ………………42, 48

物語的自己 ………………………… 83

問題解決技法………………………42, 73

問題解決療法………………………… 22

ら

ランダム化比較試験 ……………67, 78

欧　文

A

acceptance and commitment therapy

………………………………… 68

ACT ……………………………… 68

agreeableness ………………… 52

AI ………………………………… 19

alexisomia ……………………… 81

alexithymia ……………………… 82

ambivalence …………………… 18

artificial intelligence …………… 19

attention control ……………… 79

B

BA ……………………………… 22

behavioral activation ………… 22

behavior therapy ……………… 67

body awareness………………… 79

BT ……………………………… 67

C

CBT ·······································24, 67

cognitive behavioral therapy ···24, 67

concept of self ··························· 79

conscientiousness ····················· 52

Cox ······································· 90

D

decentering ···························· 83

E

EASE ····································· 97

EBM ····································· 11

emotion regulation ················· 79

evidence based medicine ············ 11

extraversion ··························· 52

H

habit loop ····························· 85

I

IMCHB ································· 91

interoception ·························· 81

interoceptive awareness ············ 81

IOT 化 ·································107

K

Kabat-Zinn J ·························· 79

L

lifestyle related disease ··············8

loving-kindness ······················ 86

Lynn J····································· 31

M

MBCT···································· 78

MBSR ··································· 78

mindfulness-based cognitive therapy

··· 78

mindfulness-based stress reduction

··· 78

minimal self ……………………… 83
motivational interviewing ……… 22

N

narrative self …………………… 83
neuroticism ……………………… 52

O

openness to experiences ………… 52

P

PDCA …………………………… 48
PDCA サイクル ………………… 42
Prospective Urban and Rural
　Epidemiological Study ………106
PURE ……………………………106

R

randomized controlled trial ……67, 78
RCT ………………………………67, 78
reward-based eating ……………… 85

S

SPRINT …………………………106
Systolic Blood Pressure Intervention
　Trial …………………………106

T

The Interaction Model of Client Health
　Behavior ……………………… 91

その他

7つの習慣 ………………………… 26

本書に対するご意見，ご感想を，当社ホームページまでお寄せください。
➡ http://clinica-pub.com/

本気で生活習慣病を改善するための
行動変容アプローチ
―病気を診ずして病人を診よ―

定価（本体 2,980円＋税）

2019年6月25日　初版発行
2020年2月5日　初版第2刷発行

編　集	横山啓太郎
発行者	河田　昭公
発行所	合同会社 クリニコ出版

〒101-0063 東京都千代田区
神田淡路町1-9-5 天翔御茶ノ水ビル
Tel：03-5295-6737
Fax：03-3256-0132
http://clinica-pub.com/

印　刷	シナノ書籍印刷株式会社
制　作	KSt

ⓒ2020 Clinica Publishers, LLC, Printed in Japan
ISBN978-4-9910927-1-8 C3047 ￥2980E

本書に掲載された著作物の翻訳・複写・転載・データベースへの取込みおよび送信に関する著作権は，合同会社 クリニコ出版が保有します。

JCOPY ＜（一社）出版者著作権管理機構 委託出版物＞
本書の無断複写は著作権法上での例外を除き禁じられています。複写される場合は，そのつど事前に，（一社）出版者著作権管理機構（Tel：03-5244-5088，Fax：03-5244-5089，e-mail：info@jcopy.or.jp）の許諾を得てください。

本書を無断で複製する行為（コピー，スキャン，デジタルデータ化など）は，著作権法上での限られた例外（「私的使用のための複製」など）を除き禁じられています。大学，病院，企業などにおける内部的な利用であっても，私的使用には該当せず，違法です。また私的利用に該当する場合であっても，代行業者等の第三者に依頼して前述の行為を行うことは違法となります。